版权声明

原著第六版

成人心理治疗计划

练习手册

Adult Psychotherapy Homework Planner (Sixth Edition)

[美] 小阿瑟 · E. 琼斯玛（Arthur E. Jongsma, Jr.）
蒂莫西 · J. 布鲁斯（Timothy J. Bruce） ／著

李佳峰　马　菁　傅雪薇　等／译

张　岚／主审

中国轻工业出版社

图书在版编目（CIP）数据

成人心理治疗计划：练习手册 /（美）小阿瑟 · E.
琼斯玛，（美）蒂莫西 · J. 布鲁斯著；李佳峰等译.
北京：中国轻工业出版社，2025. 9. -- ISBN 978-7-
5184-4685-8

Ⅰ. R749.055

中国国家版本馆CIP数据核字第2025GF7608号

责任编辑：朱胜寒　　责任终审：张乃柬
策划编辑：刘　雅　　责任校对：刘志颖　　责任监印：吴维斌

出版发行：中国轻工业出版社（北京鲁谷东街5号，邮编：100040）
印　　刷：三河市鑫金马印装有限公司
经　　销：各地新华书店
版　　次：2025年9月第1版第1次印刷
开　　本：850 × 1092　1/16　印张：24.5
字　　数：440千字
书　　号：ISBN 978-7-5184-4685-8　定价：108.00元
读者热线：010-65181109
发行电话：010-85119832　010-85119912
网　　址：http://www.chlip.com.cn　http://www.wqedu.com
电子信箱：1012305542@qq.com

231872Y2X101ZYW

原著第六版

成人心理治疗计划

练习手册

Adult Psychotherapy Homework Planner (Sixth Edition)

[美] 小阿瑟 · E. 琼斯玛（Arthur E. Jongsma, Jr.）
蒂莫西 · J. 布鲁斯（Timothy J. Bruce）／著

李佳峰 马 菁 傅雪薇 文守琴 王 烨
陈月竹 刘 婷 叶嘉璐 王 瑜 刘 阳
李名立 徐青锐 陈 婷 陈 娟 董再全
徐佳军 李 丽 彭 杨 雷 雪 ／译
（按贡献程度排序）

张 岚／主审

中国轻工业出版社

译 后 序

亲爱的读者：

您好！

我是这本书的译者之一，我谨代表我们翻译团队，欢迎您翻开这本书，我们相信您在翻阅本书的过程中会有所收获。

在心理治疗的过程中，面对复杂多变的人类心灵，每位治疗师都像一位导航者，需要一张精准的地图、一盏明灯，以及随时可用的工具箱。而《成人心理治疗计划》（原著第六版）和《成人心理治疗计划——练习手册》（原著第六版），正是为每一位临床工作者量身打造的“治疗航海图”。

我曾在国外留学数年，我的专业生涯始于对心理咨询与治疗过程的追寻和探索。在学生时代，我也曾困扰于“如何设置心理咨询与治疗”“每一次的心理咨询与治疗需要做些什么”“下一次我要跟我的来访者沟通哪些内容”等问题。正是在这段迷茫的时期，我偶然间接触到了这套关于心理治疗计划制订的书籍。

这套书的原作者是一位经验非常丰富的美国心理学家，他以详尽且深入的方式探讨了各种心理疾病或困扰的心理治疗计划的设计和实施方案。他所提供的指导和见解对于初涉心理治疗领域的我来说，是一种宝贵的指引和启发。拿到这套书英文原版时，我眼前一亮，仿佛是久旱的沙漠之中，突然出现了延绵的绿洲。

作者在写这套书时，便考虑到很多新手心理咨询师 / 治疗师在与来访者完成第一阶段的工作——收集信息和持续建立治疗联盟之后，对后续心理咨询 / 治疗感到无所适从的情况。虽然各个流派的理论体系告诉了我们可以或者应该去关注和处理来访者哪些部分的问题，但是应该怎么处理、什么时候去处理以及需要做哪些工作，很多从业者并不能做出很好的判断；每一次访谈结束后，有哪些问题需要留给来访者在日常生活中去体会和思考，很多从业者同样很难把握。

书中各章节分别针对疾病、症状、适应不良的行为等心理咨询 / 治疗中常见问题，每一章节详细阐述了该问题的定义、可能对应的诊断、可供参考的长期目标设置、短期目标以及干预的策略。甚至，每一章的内容结合了《精神障碍诊断与统计手册》(第五版)（*Diagnostic and Statistical Manual of Mental Disorders*, 5th Edition, DSM-5）和《国际疾病分类》(第十版)（*International Classification of Diseases*, 10th Edition, ICD-10）的诊断及对应编码，方便临床使用。

这不是一套高居学术殿堂的教科书，而是一套充满实战经验的“操作指南”。《成人心理治疗计划》(原著第六版）中没有冗长的理论堆砌，而是将 44 种常见心理行为问题——从愤怒控制、焦虑障碍到童年创伤、慢性疼痛——逐一拆解为清晰的“治疗模块”。与此同时，配套的《成人心理治疗计划——练习手册》(原著第六版）每一章节与之对应。两本书搭配使用，可为患者量身定制“心理治疗处方”——从问题定义到长期目标，从短期干预到诊断建议，从干预方向的指引到练习工具的使用，步步为营，既有科学研究的坚实骨架，又充满人性关怀的血肉。

翻译这套书是我们团队想要与更多的心理工作者分享这份宝贵资源的愿望。我深信这套书能够为那些对心理治疗感兴趣或正在从事心理治疗工作的人们提供极大的帮助与启发。在翻译的过程中，我深深感受到对心理健康的关注和重视是全球性的，而有效的心理治疗方法更是能够跨越文化边界，为人们带来实质性的帮助和改善。

对于新手治疗师，这套书是避免“大海捞针”的“救生圈”；对于资深从业者，它们是更新知识库的“系统升级包”。当你在凌晨两点为复杂的个案辗转反侧时，当保险机构要求提交量化治疗目标时，当患者问“我该怎么具体改变”时——这套书总会给你一个扎实的支点。

心理治疗既是科学，也是艺术。本套书提供的不是刻板的公式，而是灵活的框架。正如作者在前言中所说：“我们力求帮助你把更多的时间花在来访者身上，而不是文书工作上。”在这个要求效率又渴望深度的时代，愿这两本书成为你临床征途上最可靠的旅伴，助你在科学与人性之间，找到那个温暖的平衡点。

希望在您阅读这本译作的过程中，能够获得对心理治疗更深入的理解和新的启发。感谢您的阅读和支持！由于翻译过程不可避免可能存在一些不妥之处，恳请您谅解，并欢迎批评指正！

李佳峰

2025 年春于四川成都

致戴夫和洛丽·范德阿克：

与你们的友谊丰富了我们的生活，

你们的支持比精确的时钟更加可靠。

——小阿瑟·E. 琼斯玛

致我在伊利诺伊大学的同事们和住院医师们：

与你们共事令我荣幸和幸福。

——蒂莫西·J. 布鲁斯

To Dave and Lorrie Vander Ark,

whose friendship has enriched our lives and

whose support is more reliable than a fine timepiece

AEJ

To my colleagues and residents at the University of Illinois.

It has been an honor and pleasure working with you.

TJB

"实践计划"系列前言

问责制是心理治疗实践的一个重要维度。治疗项目、公共机构、诊所和从业人员必须向外部审查机构证明他们的治疗计划并提供记录，以获得服务补偿。"实践计划（Practice Planners®）"系列书籍旨在帮助从业者高效而专业地满足这些记录文档的需求。

- "实践计划"首先包含一系列**治疗计划**（Treatment Planners）书籍，不仅是早期版本的成人心理治疗计划、儿童心理治疗计划、青少年心理治疗计划、成瘾治疗计划和如今更新的第六版，还有针对专业领域实践的治疗计划，包括：

  - 成瘾
  - 行为医学
  - 大学生
  - 共病障碍
  - 伴侣治疗
  - 危机咨询
  - 幼儿教育
  - 员工帮助
  - 家庭治疗
  - 同性恋者
  - 团体治疗
  - 少年司法和寄宿护理
  - 智力和发育障碍
  - 老年人
  - 育儿技能
  - 宗教咨询
  - 人格障碍
  - 缓刑和假释
  - 精神药理学
  - 康复心理学
  - 学校心理咨询和学校社会工作
  - 严重、持续的精神疾病
  - 性虐待受害者和侵犯者
  - 社会工作和人类服务

- 特殊教育
- 语言病理学
- 自杀和杀人的风险评估
- 退伍军人和现役军人
- 女性议题

此外，还有四种配套产品，可以与治疗计划一起或单独使用：

- **进度笔记计划**（Progress Notes Planners）提供了进度记录表，详细说明来访者的症状表现和治疗提供者的干预，每个主题的进度笔记计划都直接与配套治疗计划中的问题定义和治疗干预相结合。
- **家庭作业计划**（Homework Planners）* 包括围绕所有呈现的问题（如焦虑、抑郁、物质依赖、愤怒管理、进食障碍或惊恐障碍）设计的家庭作业练习，这些问题即相应治疗计划中每章的主题。
- **循证心理治疗治疗计划视频系列**，包含 12 个 60 分钟的视频，提供了使用经验支持治疗的逐步指导，以阐述整个治疗计划过程。小阿瑟 · E. 琼斯玛博士和蒂莫西 · J. 布鲁斯博士用一种观众友好的方式讨论了将循证治疗（evidence-based treatment, EBT）的目标和干预措施整合到治疗计划中的步骤。他们总结了 EBT 的研究证据，并通过角色扮演展示了 EBT 的一些方面。
- **"治疗记录员（TheraScribe）®"**，是目前在心理健康专业人员中销量第一的治疗计划和临床记录保存软件。它允许用户将所有治疗计划、进度笔记计划或家庭作业计划系列书籍的数据导入软件的可扩展数据库中，只需点击即可创建一个详细、有组织、个性化、可定制的治疗计划以及可选的集成进度笔记和家庭作业。

这个系列的目标是为从业者提供所需的资源，以便在问责制时代提供高质量的护理。简单地说，我们力求帮助你把更多的时间花在来访者身上，而不是文书工作上。

小阿瑟 · E. 琼斯玛
系列主编
密歇根州，大急流城

---

* 为符合中文表述习惯，《成人心理治疗计划》配套的《家庭作业计划》中文版书名译为《成人心理治疗计划——练习手册》。——译者注

致　谢

这本书是许多人共同努力的结果。首先，我要感谢其他几本书的合著者威廉·麦金尼斯（William McInnis）和马克·彼得森（Mark Peterson）的贡献。他们允许我借用和改编之前我们合作编写的《青少年心理治疗家庭作业计划》（*Adolescent Psychotherapy Homework Planner*）中的一些家庭作业练习。这本书中的一些练习已经从最初针对青少年来访者的版本改编为成人焦点小组的适用版本。谢谢你们，比尔（Bill）* 和马克。

其次，我要感谢吉姆·芬利（Jim Finley）和布伦达·伦兹（Brenda Lenz）允许我从他们的《成瘾治疗家庭作业计划》（*Addiction Treatment Homework Planner*）改编出 2 个练习，放在本书的“物质使用”章节。

再次，我要感谢蒂姆·布鲁斯（Tim** Bruce）——我的好几本“治疗计划”的宝贵合著者，他接受了我的邀请，为第六版《成人心理治疗计划——练习手册》（*Adult Psychotherapy Homework Planner*）（下文简称《练习手册》）提供了一些额外的练习。

我还要感谢约翰·威利父子出版公司（John Wiley & Sons）的团队，包括达伦·拉隆德（Darren LaLonde）和莫妮卡·罗杰斯（Monica Rogers），持续以热情和专业的奉献精神推动“实践计划”系列向前发展。谢谢大家。

最后，我的个人支持系统来自我的妻子朱迪（Judy）——她让我在丧失自信的时候感到自己很重要；还有我的孩子和孙辈们——他们一直对我的工作表现出

---

* Bill 是 William 的昵称。——译者注

** Tim 是 Timothy 的昵称。——译者注

兴趣。谢谢你们，我的家人们。

小阿瑟·E. 琼斯玛

* * *

在许多治疗模式中，治疗变化可能更多地发生在两次会谈之间，而不是会谈内，因为来访者会根据讨论的内容采取行动。在这本《练习手册》中，阿特·琼斯玛（Art* Jongsma）和我创建了一个方便的练习库，让治疗师有一系列的家庭作业选择，以帮助促进有针对性的治疗改变。接到阿特的邀请参与这项工作，是我的荣幸，我对他的慷慨表示感谢。

我曾经读到过，我们不应该把它叫作家庭作业，因为这有负面的含义。但来访者知道这是家庭作业。在认识到这一点的同时，我也感谢所有接受我们的要求去完成这些练习的来访者。我们对来访者的要求很多：承诺、信任、披露、探索、挑战、改变，等等。感谢他们愿意尝试。

最后，我要一如既往地感谢我的妻子洛丽（Lori）、孩子洛根（Logan）和马德琳（Madeline）。他们总是让我在家里“无作业可做”（make home no work）。

蒂莫西·J. 布鲁斯

* Art 是 Arthur 的昵称。——译者注

目　录

导　　言

越来越多的治疗师会给他们的来访者布置家庭作业。不仅短期治疗模式支持这种做法，许多传统治疗师也开始认识到这种做法的好处。

为什么要使用家庭作业练习？

给心理治疗来访者布置家庭作业有许多益处。管理型照护（managed care）的出现意味着更短和更少的治疗会谈，治疗师会在会谈间隙布置作业，以帮助会谈效果的最大化。家庭作业是治疗过程的延伸，它提供了连续性，让来访者在会谈间隙针对治疗的重点问题工作。家庭作业也是让来访者更充分地参与治疗过程的一种工具。作业练习让来访者承担了更多解决问题的责任，从而抵消了部分来访者可能产生的期望——只有治疗师才能治愈来访者。对一些人来说，它甚至可能带来一种自我赋权的感觉。

使用家庭作业的另一个好处是，这些作业给来访者提供了机会，让他们实践并评估在治疗过程中探讨过的观念或应对行为。实践往往会提高对各种问题的认识。此外，家庭作业增加了来访者对*做出*改变的期望，而不仅仅是*谈论*改变。练习需要参与，这引发了一种来访者正在采取积极行动来改变的感觉。家庭作业允许来访者尝试新的行为，并将这些经验带进下一次会谈接受处理。在治疗过程中处理作业时，可以修正来访者的思维、感受或行为。

有时治疗过程会过于模糊和抽象。通过增加重点和结构，家庭作业可以重新促进治疗。此外，家庭作业可以强化来访者改变的动机，因为它提供了一些具体的工作。通过需要家庭成员和重要他人参与的练习，家庭作业还增加了这些人对来访者治疗的参与。而鼓励来访者在治疗期间主动发展洞察力、积极的自我对话和应对行为会促进更有效的治疗。因此，在布置家庭作业后，许多来访者对治疗过程的满意度增加了。他们通过做一些积极的事情来促进变化过程，这加强了他们对问题的控制感。所有这些优点使得布置治疗性家庭作业越来越普遍。

如何使用这本练习手册

创建家庭作业练习和开发用于记录回答的表单是一个耗时的过程。这本《练习手册》遵循了《成人心理治疗计划》(第六版)（*The Complete Adult Psychotherapy Treatment Planner, Sixth Edition*; Jongsma, Peterson, & Bruce, 2021）中建议的心理治疗干预措施，并提供了一份家庭作业练习清单，可以很容易地复印。

练习根据成人群体中的典型问题分类呈现。这些问题与《成人心理治疗计划》中的问题相互参照。虽然这些练习是针对特定问题而创建的，但在寻找合适的练习时，无须被问题导向的单一章节所束缚。每个练习中都包含一个交叉参考列表，列出了该练习可能适合且有用的其他问题，即“本练习可能最适用的其他问题”。这个交叉参考列表可以帮助你将练习应用到可能与来访者的特定问题相关的其他情况。

更完整的交叉参考列表见附录“每章问题的替代练习”。如需查找特定问题章节中包含的练习之外的相关练习，可查阅此附录。例如，针对“抑郁——单相”，你会发现 31 个替代练习，这些练习最初是为其他问题创建的，但与抑郁相关且来访者易于适应。附录中列出了每个问题的相关练习。

关于练习的布置

治疗师在引入家庭作业练习时，可能需要提供不同程度的细节，并面对来访者不同程度的准备。关于准备工作和练习后讨论的建议在每个练习的“与来访者一起完成练习的建议”部分提出。

选择家庭作业时必须结合临床判断，重点关注来访者的相关问题。每个练习都包含“练习目标”，指导你为来访者选择相关的家庭作业。

关于练习的完成

建议你概览整本书，熟悉各种家庭作业练习的类型和重点的性质。从与来访者的问题相对应的章节或附录的备选列表中选择一个特定的作业，然后浏览目标列表。布置治疗作业只是治疗过程的第一步。开展练习还需要继续探索练习对来访者的思维、感受和行为的影响。结果如何？这个练习对来访者有用吗？能重新设计或改变它以获得更好的结果吗？同时，检查并寻找新的和创造性的方法，以积极地吸引来访者参与这项家庭作业。

1 愤怒控制问题

破坏性愤怒的替代方案

练习目标

1. 提高对于愤怒的破坏性表达的意识。
2. 减少愤怒爆发的次数、降低强度和持续时间，同时增加对管理愤怒的新技能的使用。
3. 学会用建设性的方式处理愤怒情绪，以增强日常功能。

本练习可能最适用的其他问题

- 反社会行为
- 注意缺陷多动障碍——成人
- 边缘型人格障碍
- 家庭冲突
- 创伤后应激障碍

与来访者一起完成练习的建议

来访者通常认为自己在面对糟糕的情境时可能只有一种应对方式。他们没有意识到，他们可以选择和控制自己的行为。咨询师可能需要浏览在练习的第一部分中列出的愤怒之外的方法，帮助来访者了解他们在处理挫折或愤怒时可以使用的其他方法。回顾来访者的日记材料，并提出其他建设性的方法来应对令人沮丧的或伤害性的情况，这些情况导致了不当的愤怒管理。

练习 1.A

破坏性愤怒的替代方案

破坏性愤怒有很多种表现形式。愤怒可能表现为在一定范围内失去控制，既可能是口头上的，又可能是身体上的。我们也可能通过呵斥或者不友善的批判来表达愤怒。愤怒的另一种表现形式是冷漠——冷漠的退缩，通过将他人拒之门外、回避或拒绝接受他们与我们建立联系的意图来惩罚他们。这些反应（以及其他许多反应）都可能对人际关系和我们的自尊感造成破坏。破坏性的愤怒表达往往会在后来引发内疚和羞耻的感觉。

本练习旨在通过描述积极的替代方案，简要确定破坏性愤怒的一些建设性替代方案。目标是让你在寻求用更有建设性的行为取代破坏性愤怒时，能够考虑这些选择。你需要完成一个日记，记录每天生活中的各种激怒你的情境，并记录一个或者多个可能可以用于这些情境的建设性选择。

建设性选择

A. **坚定***：以一种尊重他人需要和权利的方式直率地说话，不攻击任何人，从而避免对方处于防御状态。

B. **暂停 / 冷静**：认识到当前情境已经变得十分敏感，冲突随时可能爆发。建议从情境中剥离，双方各退一步，给彼此一个冷静的机会。让双方从即将失控的状态中重新恢复。

C. **放松**：学习并运用放松技术，比如，使用一些词句暗示自己放松、深呼吸、想象放松的场景、深度肌肉放松等，缓解自己的压力和紧绷感。

D. **转移注意力**：如果感觉到愤怒开始产生，就寻找方法转移注意力，并尝试回忆和将注意力集中在过往的愉悦经历上。

E. **运动**：当愤怒和紧绷感逐渐开始增加时，运动是一个非常有效的缓解紧绷感和释放能量的方法，同时对于避免因暴怒导致的情绪失控也有帮助。

F. **问题解决技能**：确定并澄清自己面临的具体问题，头脑风暴出解决办法，

---

* 原文为“assertiveness”，有时根据上下文需要也译为“自信”，表达的是相同含义。——译者注

考虑每一项解决办法的优点和缺点，选择最佳方案去执行，评估结果使各方满意，如果有需要，对方案进行最终调整。

G. **自我对话**：花一些时间，通过使用平和的语气、理性和建设性的句子与自己对话，帮助自己控制愤怒，远离伤害性的愤怒表达。

H. **“我”信息**：向令自己生气的对象描述自己的感受和需要，从而取代攻击和给对方贴标签的行为，并且避免描述对方的行为、动机或者目的。用“我感觉……”或者“我需要……”开启对话。

I. **其他**：描述你自己的或者心理咨询师/治疗师告诉你的备选方法。

____

____

运用在每天的生活中

用下列表格记录日期和时间、引起自己愤怒反应的情境、破坏性的反应以及可能使用的具有建设性的替代反应。在最后一行中，你不必填写替代方案的完整描述，而只需写下“建设性选择”前面的指示字母（从 A 到 I）。（注：请多复印一份以备日后填写。）

记录 1 日期和时间： ________ ________	情境	
	反应	
	替代反应	

记录____ 日期和时间： __________ __________	情境	
	反应	
	替代反应	

记录____ 日期和时间： __________ __________	情境	
	反应	
	替代反应	

治疗师概览

愤 怒 日 记

练习目标

1. 培养自己对当前愤怒行为的觉察，明确攻击性愤怒的起源和替代方法。
2. 每天记录触发愤怒的人、情境和其他因素，同时记录自己的想法、感受和采取的行动。
3. 减少愤怒爆发的次数、降低强度和持续时间，同时增加对管理愤怒的新技能的使用。

本练习可能最适用的其他问题

- 反社会行为
- 边缘型人格障碍
- 家庭冲突
- 创伤后应激障碍

与来访者一起完成练习的建议

有些来访者会否认他们的愤怒感受和表达。一些来访者可能可以觉察愤怒感受，但是需要一些帮助才能理解愤怒的触发因素和原因。当和来访者共同进入咨询流程时，应帮助来访者澄清和查明这些因素和原因。引发愤怒的原因通常并不是最初被识别的那些，而是具有隐蔽性，通过耐心的处理才会被发现。最后，“迫使”来访者描述积极的替代行为是有帮助的，这些行为可以取代他们在一时冲动下做出的不良的愤怒反应。积极的替代行为包括前面提到的坚定、暂停、问题解决技能、“我”信息或者自我对话。

练习 1.B

愤 怒 日 记

为了使你更易觉察你的愤怒情绪、周围的环境、愤怒对象、造成愤怒的原因以及愤怒是如何表达的，你需要持续记录愤怒日记。这本日记将帮助你记录愤怒情绪的产生时间、事件、对象、原因和方式，并让你思考在当时的情境下，除了愤怒之外，你还可以有哪些不同的情绪、行为或认知反应。尽可能真实地记录自己关于愤怒的感受，试着不要低估和忽视情绪，也不要解释或者拒绝承认情绪。当你认为自己经历了愤怒，就是应当写愤怒日记的时候。文字不必冗长，一两句话就够了。添加足够的信息，以便在尝试处理愤然和从愤怒经历中学习时，能与治疗师讨论每一个事件。不要忘记记录那些引发愤怒的内心经历，即使没有言语或行为的表达——积攒未表达的愤怒可能会导致未来不适当的爆发。愤怒日记也许能帮助你理解这种现象。最后一个记录也很重要，即，除了压抑或爆发愤怒情绪，在这种情况下，你能做出什么样的建设性反应。当冷静地思考和分析这个问题时，你通常能找到一个更具建设性的回应。一时的冲动会使许多人犯错误。试着每天至少记录一次愤怒日记。

下面的愤怒日记模板要求你首先记录愤怒经历的日期和时间。其次，记录对情境的描述，例如你在哪里、发生了什么。再次，记录在场人的名字，特别是那些让你生气的人。接下来，在愤怒日记中写下一句或者两句话说明你生气的原因。然后，记录愤怒是如何表现出来的。在最后一栏中，记录你的想法以及可以如何对愤怒体验做出更具建设性的回应。(注：请将表格多复印一份以备日后填写。)

记录____ 日期和时间： __________ __________	是什么（情境）	
	谁（人）	
	为什么（事件）	
	怎样（反应）	
	替代性的积极反应	

记录____ 日期和时间： __________ __________	是什么（情境）	
	谁（人）	
	为什么（事件）	
	怎样（反应）	
	替代性的积极反应	

治疗师概览

坚定的愤怒沟通

练习目标

1. 用一种可控的、坚定的方式口头表达自己的愤怒。
2. 降低愤怒感受的整体强度和频率，提高识别和适当表达愤怒的能力。
3. 展现出对他人和他人感受的尊重。

本练习可能最适用的其他问题

- 反社会行为
- 双相障碍——躁狂
- 家庭冲突
- 冲动控制障碍

与来访者一起完成练习的建议

这个练习的目的是提高来访者坚定表达愤怒的能力。在心理咨询和治疗的过程中，可教授有效的沟通技能和应对策略，帮助来访者以直接、冷静、可控并且不具有攻击性的方式表达愤怒的感受。鼓励来访者定期练习坚定的沟通方式，比如在家里、在学校或者在工作场所。练习的第一部分提供了几种有效的沟通技能。也可以教授其他有效的沟通技能，帮助来访者恰当地表达愤怒。

练习 1.C

坚定的愤怒沟通

在这项练习中，你需要在家里、在学校或者在工作场所练习用一种冷静、克制、坚定的方式表达你的愤怒。坚定的愤怒沟通包含以下一些要素：

1. 使用“我”陈述——“我”陈述反映了对自己思维和感受的控制。有效的“我”陈述专注于当下，而非使用控制策略。使用“我”陈述更可能反映个人责任。
2. 避免使用“你”陈述，因为“你”陈述往往带有责备、指责或评判的含义。“你”陈述通常关注对方的错误，会让对方处于防御状态。
3. 平静地陈述你生气的理由。在表达愤怒情绪的时候，更多地提及具体的行为，关注当前的情境，而不是他人过去的过错。
4. 使用事实作为依据，而不是评价。
5. 提出要求时，需要包含对方在行为上能做出的积极而具体的改变。比如，“如果你能在快要迟到的时候打电话通知我，我会很感激”。
6. 在特定的行为或事件发生后尽快表达你的愤怒，这样愤怒表达就能保持以当下为导向。
7. 用冷静、合理的语气表达愤怒。显然，最好避免大声喊叫、提高音量或使用指责性语言。避免唠叨和抱怨也很重要。
8. 使用积极倾听的技能。在冷静地表达自己的愤怒之后，最重要的是倾听他人的观点。记住，在倾听的过程中不要打断他人。在对方说话时与对方保持良好的眼神交流，可以让对方感觉到你在积极倾听并试图理解他们的观点和感受。试着避免去构思你接下来的回应。
9. 如果对话氛围变得紧张和激烈，记得休息一下以保持冷静，同时可以整理自己的思绪。

现在你已经学会了有效的沟通技能，我们鼓励你每天使用这些技能。使用并填写《坚定沟通记录表》，记录那些有机会练习愤怒表达的事件。

练习 1.C

《坚定沟通记录表》

日期：____________________ 时间：____________________

情境：____

参与者：______________________________________

你对什么感到生气：

____

____

你当时是如何向他人表达愤怒的：

____

____

他人是如何回应你所表达的愤怒的：

____

____

你是如何回应他人的陈述或反馈的：

____

____

你觉得你在表达愤怒时有多成功？问题解决了吗？请说明。

____

____

____

你觉得做起来是否有感到困难的地方？

____

____

____

2 反社会行为

我是如何伤害他人的?

练习目标

1. 识别那些伤害他人的特定行为。
2. 认识到那些伤害他人的行为的后果。
3. 增加对反社会行为如何伤害他人的觉察。
4. 指出将采取的步骤，以弥补或补偿对他人造成的伤害。

本练习可能最适用的其他问题

- 愤怒控制问题
- 法律纠纷
- 物质使用

与来访者一起完成练习的建议

“最小化”和“否认”是反社会行为模式的常见特征。这个练习的目的是提高人们对导致他人痛苦的反社会行为的敏感度。为了让来访者承认下面的列表中没有涵盖的行为，面质可能是必要的。警惕投射的反社会人格特质——来访者可能会试图将自己的行为归咎于他人，而不是自己。为了帮助来访者感受到他们的行为给他人带来的痛苦，角色转换可能也是必要的。

练习 2.A

我是如何伤害他人的?

我们可能在有意无意中通过许多不同的方式伤害了他人。这项练习将帮助你更加了解各种伤害他人的行为。有时，我们很清楚我们的行为伤害了一些人；但有时，我们甚至没有注意到。阅览下面的伤害行为列表，在那些你曾经做过的并给他人带来痛苦的行为旁边打钩。

伤害行为

______ 不诚实	______ 非法行为	______ 无责任感
______ 不忠诚	______ 物质滥用	______ 不敏感
______ 身体攻击	______（使他人）失业	______ 威胁
______ 偷窃	______ 性虐待	______ 使用武器
______ 不友善	______ 不忠（出轨）	______ 辱骂
______ 责备	______ 言语攻击	______ 未兑现承诺

1. 请描述三个因上述行为伤害他人的情境。

情境一：

____

____

情境二：

____

____

情境三：

____

____

2. 请描述在上述情境中，你的行为是如何伤害他人的？

情境一：

____

____

情境二：

____

____

情境三：

____

____

3. 在这三个情境中，你可以做什么来弥补对他人的伤害？

情境一：

____

____

____

情境二：

____

____

____

情境三：

____

____

____

治疗师概览

道 歉 信

练习目标

1. 增加对伤害他人的行为的觉察。
2. 提高对伤害他人的行为影响的敏感性。
3. 指出将采取的步骤，以弥补或补偿对他人造成的伤害。
4. 针对反社会或不负责任的行为给他人带来的负面影响，写一封书面道歉信。

本练习可能最适用的其他问题

- 愤怒控制问题
- 家庭冲突
- 亲密关系冲突
- 法律纠纷
- 物质使用

与来访者一起完成练习的建议

伤害他人的行为很容易被最小化或否认，这取决于承担责任的人，或这种行为对他人的影响。这项练习能够提高对伤害他人的行为影响的敏感性。在练习过程中，很重要的一点是，来访者应考虑建设性道歉的所有要素，避免投射或最小化。仔细阅读每一封道歉信，确保它包含了所有必要的内容。评估来访者是否表现出真正的后悔、羞愧或内疚。明确地面质否认，强调不敏感行为的负面影响。

练习 2.B

道 歉 信

当意识到自己的不友善行为给他人带来的痛苦之后，我们必须设法找到一种方法来治愈伤害并做出弥补。很多时候，仅仅说“对不起”是不够的。如果在道歉的同时附上一份书面声明，承认给他人造成了痛苦，并写明可以采取的不同的做法，将很有帮助。本练习需要你描述三起伤害他人的事件，然后为每个事件写一封简短的道歉信。

三起伤害他人的事件

描述这三起事件，包括：你伤害他人的行为、他们对你所做的事情的感受、你现在对自己所做的事情的感受以及你本可以采取的更友善的行动。

第一件：

____

____

第二件：

____

____

第三件：

____

____

道歉

给上述三起事件中每个受伤的人分别写一封道歉信（写在不同的纸上）。在道歉信中描述你伤害他们的行为、你对该行为对他们的影响的看法、你现在对该行为的感受以及你觉得自己本可以做些什么来代替伤害行为。

治疗师概览

三 件 善 行

练习目标

1. 列出你要做的三个行为，要求展现出对他人的善意和体贴。
2. 培养并展示一种健康的意识：尊重社会规范、他人权利和对诚实的需求。
3. 始终如一地表现出对他人的关心、善意和共情。

本练习可能最适用的其他问题

- 愤怒控制问题
- 注意缺陷多动障碍——成人
- 冲动控制障碍
- 法律纠纷
- A 型行为

与来访者一起完成练习的建议

顾名思义，来访者被要求在一周内做三件有善意、关心或体贴他人的事。有善意或关心的行为可以是自发的，也可以是有计划的。来访者可以对非常熟悉或完全陌生的人做这些善意的事。来访者还可能希望通过体贴的或负责的行为来“撤销”过去的有害或不负责的行为。（注：每周可以修改所做善事的数量。）希望来访者养成帮助他人或定期参与亲社会行为的习惯。完成利他行为后，要求来访者填写下一页的问卷。记录利他行为可以让来访者与治疗师一起处理这段经历。此外，治疗师也有机会强化来访者的善良或体贴的行为。

练习 2.C

三 件 善 行

请记录你对他人的善行。在下一次治疗的时候带上填好的问卷，与治疗师一起探讨。

日期：____________________

情境（如：家里、办公场所、社区）：________________________________

受惠者：____

具体的善行是什么？

____

____

你在做出善行的时候有什么感受？

____

____

他人在你做出善行的时候有什么样的反应？

____

____

面对他人的反应，你有什么样的感受？

____

____

你以后还会做出这件善行吗？ ______是 ______否

如果选择了否，请解释原因。

____

____

请写下你以后还能做的另外三件善行。（这个问题不必每次填写时都回答）

____

____

____

3 焦虑

分析恐惧事件的概率

练习目标

1. 觉察恐惧和焦虑的非理性本质。
2. 检查负面预期发生的可能性及后果。
3. 识别促成焦虑反应的扭曲的自我对话。
4. 认识到即使可怕的结果发生，个体仍能保持基本功能。
5. 解决引发焦虑的核心冲突。

本练习可能最适用的其他问题

- 依赖
- 抑郁——单相
- 低自尊
- 强迫障碍
- 恐惧症
- 社交焦虑
- 自杀意念

与来访者一起完成练习的建议

支持来访者大胆而公平地审视焦虑的根源。帮助来访者了解焦虑的非理性本质，并强化理性结果——恐惧情境不会破坏他们的生活。特别关注那些会助长恐惧的扭曲认知，并建议来访者发展更基于现实的积极自我对话，以抵消前者带来的强烈影响。

练习 3.A

分析恐惧事件的概率

我们感受到许多恐惧与日俱增，但是并没有停下来仔细分析这些恐惧的确切性质、原因、发生的可能性、我们对情境的控制程度，以及我们恐惧的事情如果确实发生了，可能产生的真正后果是什么。这个练习将帮助你系统回顾你的恐惧。当理性地分析恐惧的本质、原因及真正可能的后果时，你会发现恐惧将慢慢消散，你的应对能力也会逐步提高。通过这种循序渐进的练习，回顾你最大的两个恐惧，然后和咨询师讨论这些分析，帮助自己更深入地处理恐惧并提高应对技能。

1. 最让我恐惧的是____________________

A. 我恐惧或焦虑的是什么？

____

____

B. 在 1（非常不可能）—10（不可避免）的范围内圈出恐惧的结果实际发生的可能性。

1　2　3　4　5　6　7　8　9　10

C. 什么样的自我对话会加剧你的恐惧？

____

____

D. 如果恐惧的结果确实发生了，真正的后果是什么？

____

____

E. 你能做什么来控制恐惧的结果？

____

____

F. 如果你恐惧的事件发生了，最糟糕的结果是什么？

____

____

G. 如果恐惧的结果真的发生了，你的生活会受到怎样的影响？你会如何应对或者如何继续前行？

____

____

2. 其次我恐惧的是________________________________

A. 我恐惧或焦虑的是什么？

____

____

B. 在 1（非常不可能）—10（不可避免）的范围内圈出恐惧的结果实际发生的可能性。

1 2 3 4 5 6 7 8 9 10

C. 什么样的自我对话会加剧你的恐惧？

____

____

D. 如果恐惧的结果确实发生了，真正的后果是什么？

____

____

E. 你能做什么来控制恐惧的结果？

____

____

F. 如果你恐惧的事件发生了，最糟糕的结果是什么？

____

____

G. 如果恐惧的结果真的发生了，你的生活会受到怎样的影响？你会如何应对或者如何继续前行？

____

____

治疗师概览

过去成功的焦虑应对

练习目标

1. 找出过去曾使用过的成功的焦虑应对策略。
2. 认可自己拥有的能力和资源，巩固克服过恐惧的成功经验。
3. 将过去成功的应对策略应用到当前的焦虑情境中。
4. 提高有效应对生活中各种焦虑的能力。

本练习可能最适用的其他问题

- 冲动控制障碍
- 强迫障碍
- 惊恐障碍 / 广场恐惧症
- 生命阶段问题
- 恐惧症
- 社交焦虑
- 自杀意念

与来访者一起完成练习的建议

本练习通过聚焦于解决方案，试图让来访者认识到他们在过去处理焦虑时拥有的资源。帮助来访者澄清和提炼他们过去使用过的应对技能，是练习最难的部分。来访者往往意识不到他们是依靠什么应对机制来处理恐惧的。在识别和提炼出成功的应对技能后，帮助来访者将这些技能从过去的经验中应用到现在的焦虑情境中。根据需要监控和修改解决方案。

练习 3.B

过去成功的焦虑应对

这个练习需要我们重点关注过去曾展现出来的资源和成功。当焦虑和恐惧看起来是如此真实且令人心力交瘁时，我们就会很容易忘了自己的应对能力。然而，所有人在成长过程中都经历过恐惧，但我们能够克服或者与之共存并正常生活。小时候，我们可能害怕上幼儿园，但最终学会了应对恐惧的方法，消除了恐惧；青少年时期，我们可能害怕与异性说话，但最终我们学会了如何与异性沟通——尽管感到焦虑；成年后，我们可能害怕参加工作面试，但还是不断为之努力并以最好的状态展现了自己。换句话说，我们学着应对，保持正常功能并克服焦虑。我们不能让焦虑削弱我们或逃离环境。我们必须直面焦虑。我们可能已经能够通过简单的"深呼吸"来应对，或是从朋友那里得到鼓励，或是预演如何做或如何说，甚至几乎变成了自动的反应。无论使用的应对技能是什么，我们在过去都取得了成功，现在我们必须重新发现那些应对技能，并将其应用于当前的焦虑情境。

1. 找出你过去经历过的三种恐惧或焦虑。

恐惧一：

____

____

恐惧二：

____

____

恐惧三：

____

____

2. 找出你过去做了什么来应对恐惧，或者如何做到尽管焦虑但能够正常生活。

恐惧一：

____

____

恐惧二：

____

____

恐惧三：

____

____

3. 你如何知道问题 2 中的应对机制是成功的？

恐惧一：

____

____

恐惧二：

____

____

恐惧三：

____

____

4. 你过去还曾通过哪些应对技能来帮助自己克服恐惧？

____

____

____

5. 你将如何运用问题 2 中的应对技能来帮助自己应对现在的恐惧？

____

____

____

担 忧 时 间

练习目标

1. 降低焦虑的频率、强度，减少持续时间，减少或避免日常功能的受损。
2. 学习并实施缓解焦虑的方法，限制各种环境和焦虑之间的联系，将焦虑推迟到指定的“担忧时间”。
3. 将焦虑控制在稳定的水平，同时提高日常工作能力。
4. 提高有效应对生活中各种焦虑的能力。

本练习可能最适用的其他问题

- 抑郁——单相
- 低自尊
- 强迫障碍
- 惊恐障碍 / 广场恐惧症
- 恐惧症

与来访者一起完成练习的建议

广泛性焦虑障碍的来访者通常花费大量的时间担忧，而且很难“放下”担忧。这个练习的目的是通过把焦虑限制在具体的时间和地点，减少花费在担忧上的时间。指导来访者选定具体的担忧时间和地点。教授来访者通过深呼吸、深度肌肉放松、想法暂停和重新聚焦技术，识别、停止并推迟焦虑至指定的“担忧时间”。来访者在执行“担忧时间”干预之前需要学习如何使用这些不同的技术。要求来访者每天完成《“担忧时间”日记》，以明确在限制每天的担忧时间的方法上取得的成功。

练习 3.C

担 忧 时 间

（来访者指导语）

患有广泛性焦虑障碍的人会花大量时间担心各种问题。他们很难“放下”自己的担忧。过度担心可能让人身心俱疲。它会消耗人们的能量，并影响人们放松和享受生活的能力。最常见的是经历焦虑的人会有入睡和保持睡眠的问题。高度焦虑和过度担忧会使人在学业和生活的其他任务中也难以集中注意力。此外，过度担心的人因为太专注于自己的问题，往往无法享受家庭和朋友时光。

这个练习的目的是减少每天担忧的时间。练习的第一步是确定目前生活中让你担忧的具体压力源或问题。接下来，选择一个特定的、可以集中精力或专注于烦恼的时间和地点。每天设置一个 15 ～ 20 分钟的特定“焦虑时间”。治疗师可以帮助你选择这个特定的时间和地点。这个练习背后的思路是将担忧限制在特定的时间和地点。在“担忧时间”结束后，治疗师会指导你使用策略或干预措施（例如，在治疗过程中教授的深呼吸、放松、想法暂停或重新聚焦）来管理当天的焦虑和担忧。参加一些休闲或娱乐活动可能有助于抛开担忧（这叫作“重新聚焦”）。和治疗师谈谈你认为最有助于限制你在“担忧时间”之外持续担忧的特定策略。当然，说起来容易做起来难，但是可以经常练习这些技能（如深呼吸、放松、想法暂停或者重新聚焦），希望通过它们，你能够更有效地管理焦虑。请在每天结束时填写《“担忧时间”日记》，让治疗师了解你在限制花在担忧上的时间的实践方面取得了多少成功。

练习 3.C

《“担忧时间”日记》

日期和时间：________________ 时间：________________

1. 你今天担忧了什么：

____

____

2. 从 0—10（圈出适当的数字）给你的焦虑和担心程度打分。0 代表程度最低，10 代表程度最高。

0	1	2	3	4	5	6	7	8	9	10

3. 你用了什么策略来限制你花在担忧上的时间？（请勾选所有使用项）

______ 深呼吸 ______ 放松 ______ 积极自我对话

______ 想法暂停 ______ 重新聚焦 ______ 其他（请列出）

4. 你限制担忧时间的策略有多成功？

____

____

____

5. 如果今天这些策略对限制担忧时间没有明显的帮助，那么你认为什么因素或压力事件干扰了你“放下”焦虑的能力？

____

____

____

4 注意缺陷多动障碍——成人

治疗师概览

问题解决：冲动行为的替代方案

练习目标

1. 确定造成最大困难的注意缺陷多动障碍（attention deficit hyperactivity disorder, ADHD）的特定行为。
2. 列出 ADHD 问题行为的负面后果。
3. 运用问题解决技能来解决影响日常功能的特定 ADHD 行为。

本练习可能最适用的其他问题

- 愤怒控制问题
- 双相障碍——躁狂
- 冲动控制障碍

与来访者一起完成练习的建议

患有 ADHD 的来访者可能表现出较差的判断力，并且不考虑后果就采取行动。他们经常发现自己陷入麻烦却不知道源头，也认识不到负面后果的成因。本练习将教来访者一种基础的问题解决策略，以帮助他们抑制冲动。来访者首先需要确定冲动的问题，再在后续的问题解决阶段做出处理。本练习也适用于没有 ADHD 但存在冲动控制问题的人。

练习 4.A

问题解决：冲动行为的替代方案

ADHD 来访者经常发现自己陷入麻烦而不知道原因。他们常常为了解决问题而匆忙进入某种情境，不会停下来思考行动可能带来的后果。这种冲动会给自己和他人都造成负面影响。如果你觉得这种情形听起来很熟悉，也厌倦了因为冲动而陷入麻烦的循环，那么这个练习将非常适合你。本练习会教你使用基础的问题解决步骤来应对压力情境。通过遵循以下步骤，你会发现你与他人之间的麻烦变少了，对自己的感觉也更好了。

1. 解决任何问题的第一步都是发现问题所在。在初始阶段，你需要确定一个目前面对的、重大的冲动问题，或者一个反复出现的、由你的冲动行为引起的问题。

   确定问题：____

   ____

2. 确定问题之后，思考三种不同的替代性行动方案，来帮助你解决或处理冲动问题。列出每个行动方案的优缺点，每个方案至少各列出三个。

   第一种行动方案：

   ____

   ____

优点	**缺点**
____________________	____________________
____________________	____________________
____________________	____________________

   第二种行动方案：

   ____

   ____

优点	**缺点**
____________________	____________________

第三种行动方案：

优点 **缺点**

3. 接下来，评估每个方案的优缺点。与你的伴侣、家人、朋友或者同学讨论，选择一个最终的行动计划。

4. 确定你计划采取的行动方案：

5. 什么因素使你选择了这个行动方案？

6. 他人的什么建议或意见影响了你的决定？

现在你来到了本练习的最终阶段。你已经确定了问题、思考了不同的行动方案、做出了决定，并且执行了行动计划。你最后的任务是评价行动计划的成果。请回答以下问题。

7. 行动计划的结果如何？

____

____

8. 你对这些结果的感受如何？

____

____

____

9. 计划对你和他人的影响如何？

____

____

____

10. 你从这次经验中学到了什么？

____

____

____

11. 假如未来面临同样或者相似的问题，你会采取不同的做法吗？

____

____

____

治疗师概览

自我监督 / 自我奖励项目

练习目标

1. 教来访者使用自我监督技术减少分心、遗忘、缺乏组织、冲动的影响。
2. 在家、学校或者工作中定期、持续地参与日常活动或承担责任。
3. 当采取积极的替代方案而没有冲动、分心或遗忘时，对自己进行奖励。

本练习可能最适用的其他问题

- 反社会行为
- 双相障碍——抑郁
- 双相障碍——躁狂
- 抑郁——单相
- 冲动控制障碍

与来访者一起完成练习的建议

患有 ADHD 的成人经常由于分心、遗忘、缺乏计划组织、多动或冲动而难以完成练习。本作业希望能教来访者一种自我监督技术，帮助他们及时完成练习。与来访者讨论他们是否想使用《自我监督 / 自我奖励表》实现以下目标：（1）完成一项长期逃避的单次练习；（2）长期坚持一项特定练习，养成习惯；（3）在一段时间内，将一个长期项目拆分成较小的步骤来完成。鼓励来访者对完成日常任务或承担责任进行自我奖励。还可以选择使用代币，累积起来在之后“兑现”，用来购买更大、更有意义的奖励。鼓励来访者使用《自我监督 / 自我奖励表》明确成功完成活动或承担责任的具体奖励。

练习 4.B

自我监督 / 自我奖励项目

ADHD 成人通常在承担日常责任或者完成任务时有困难。来访者可能因为遗忘、分心或者开始一项任务后转而从事另一项，从而难以承担责任或者完成任务。类似地，他们可能因为一项更愉快、轻松的活动而拖延或者推迟一项必要但普通的任务。他们的配偶、家人和同事可能因为他们无法按时完成任务而生气、沮丧。ADHD 成人也经常因为无法完成活动而沮丧。本练习旨在使用自我监督和自我奖励技术帮助 ADHD 成人长期稳定地完成练习。

自我监督技术

本练习的主要目的之一是教你一种自我监督技术，提高日常工作的完成度，即使这些日常工作可能不如其他任务有趣或者好玩。在本练习中，我们鼓励你为自己设定一个现实的目标，每天至少进行一项指定的活动。这项活动可以在家、在学校或者在工作场所中进行。你可以随时询问你的配偶、其他家人、大学室友或者同事，讨论他们期望你完成的任务。这项任务可以是一个单次的活动。你也可以选择在一个时间段内执行一项特定的任务，从而养成习惯。你还可以选择花几天甚至几周的时间，把一项长期项目拆分成一些较小的步骤来完成。在《自我监督 / 自我奖励表》中记录下具体的任务，提醒自己完成。将《自我监督 / 自我奖励表》贴在显眼的位置（如冰箱、桌子上）作为提醒。

以下是一些你可能想完成的短期活动：

- 结算收支或建立财务归档系统
- 每天学习固定的时长
- 打扫车库
- 洗碗 / 厨房拖地
- 在花园种花
- 给保险代理打电话了解车辆或房屋保险的费用
- 打扫并整理办公桌

以下是一些可能需要拆分成一些较小步骤然后花一些时间完成的长期项目：

- 给卧室刷漆（可能包含清理墙壁，打磨，移除墙纸，涂底漆，涂第一层、第二层喜欢的颜色）
- 整理厨房或地下室（可能包含移除并扔掉不需要或未使用的物品，将物品分类并整理为不同组别，将各组物品归置到房间里特定区域的不同架子上）
- 搭建露台（如果需要，联系朋友或家人来帮忙；购置建筑材料；移除旧的露台材料；建造地基或者搭设框架；安装露台板子、栏杆、台阶；密封或涂装露台）

自我奖励

强烈鼓励你在完成特定任务或完成长期项目中的步骤时对自己进行奖励。奖励可以增强动机并帮助你保持责任感。奖励不需要很贵重，只要能强化你完成任务的努力就可以。请明确完成任务或长期项目中的步骤时可以收到什么具体的奖励。你也可以奖励自己代币，累积起来兑换一个更大或者更有意义的奖励。比如，如果你在 5 ～ 10 天内完成一个特定的任务，你就可以奖励自己去最喜欢的本地餐厅。同样，你可以随时询问配偶、家人或者同事，商讨可以鼓励你完成练习的奖励。以下是一些可以使用的奖励：

- 不受打扰地使用电脑 30 ～ 60 分钟
- 不受打扰地度过 1 小时休闲时间
- 使用代币兑换一场体育比赛的门票
- 使用代币兑换一场电影或戏剧的票
- 周末去划皮划艇
- 去咖啡店买特调咖啡
- 每周工作时外出吃一次午餐
- 让配偶给自己搓背或者按摩
- 买一束花

《自我监督 / 自我奖励表》留有空间给你签名。在底部，你可以选择让你的配偶、其他家人、朋友甚至治疗师签名。他人的签名也许能增强你完成这个练习的动机。同样，这是可以选择的。

练习 4.B

《自我监督/自我奖励表》

日期：________________ 时间：________________

情境：________________________________

1. 我的目标是当天完成以下任务：

____

____

____

2. 我如果成功执行或完成了这个任务，就可以得到以下奖励：

____

____

____

3. 如果我使用代币系统，那么当我（1）在一段较长的时间内定期执行一项日常任务；（2）把一项长期项目拆分成较小的步骤来完成，我需要________（枚）代币来获得以下奖励：

____

____

____

________________ ________________

来访者签名 配偶/重要他人签名

________________ ________________

家人或朋友签名 治疗师签名

治疗师概览

ADHD 的症状与修复

练习目标

1. 确定造成最大困难的 ADHD 特定症状。
2. 熟悉一些治疗技术的初步要素。
3. 理解治疗不只是服药。

本练习可能最适用的其他问题

- 无

与来访者一起完成练习的建议

成人 ADHD 是一种综合征，表现为多种多样的症状。回顾来访者经历过的症状清单，对其中的症状进行更详细的讨论。让来访者关注干预策略也很重要，这是成功治疗的一部分。很多来访者认为单凭药物就能解决自己的困难。关于本练习中介绍的应对技能，他们可能存在疑问，治疗师需要给出解答。尽可能为来访者提供必要的细节，帮助他们理解这些技术。强化那些你觉得对他们有好处的策略，这是未来治疗的重点。

练习 4.C

ADHD 的症状与修复

ADHD 的特点是有多种多样的症状或表现。虽然你在成年阶段注意到自己患有 ADHD，但分心、注意时长短、冲动和坐立不安等症状很可能始于儿童时期。本练习首先鼓励你回顾你的人生并标注出体验过的症状，然后简单列出了能够帮助 ADHD 来访者的应对技能清单。

症状清单

1. 标注出过去 6 个月里你体验过的所有症状。

______ 注意力不集中	______ 没有条理
______ 容易分心	______ 几乎不能完成项目
______ 焦躁不安	______ 容易发火（一点就着）
______ 冲动行为	______ 容易沮丧
______ 快速的心情转变	______ 低自尊
______ 有成瘾行为的倾向	______ 打断或干扰他人
______ 工作与努力不协调	______ 无法倾听
______ 时间观念差	______ 粗心犯错
______ 容易被压垮	______ 时间管理差
______ 切换活动有困难	______ 喜欢高风险行为
______ 感觉像“被马达驱动”	______ 长期迟到
______ 说话过多	______ 容易感到无聊
______ 经常丢东西	______ 就业记录不佳
______ 口无遮拦	______ 感到焦虑
______ 不耐烦地等轮到自己	______ 经常抑郁
______ 在日常工作中健忘	______ 与人眼神接触少

2. 列出问题最严重的三个症状。

A. ____

B. ____

C. ____

3. 为什么这三个症状的问题最严重？每个症状分别给你造成了什么后果？

A. ____

B. ____

C. ____

修复

4. 以下是用于辅助受 ADHD 困扰的人的应对技能清单。阅读这个清单，在你认为对你最有用的技能前面打钩，以便在治疗进程中接受更多的指导。

______ **药物**：ADHD 最常见的治疗方式之一是由医生开具药物。这些药物有不同的类型，医生根据来访者的需要开具不同剂量的处方。

______ **问题解决技能**：教来访者如何用系统的方式处理问题，并在决定如何行动前分析利弊。这是很多 ADHD 来访者特有的冲动性的一种替代方法。

______ **停、听、想、动**：这个技术也是为了抑制冲动性而设计的。教来访者认真倾听情境的要求，并在开展某种行为前思考应该采取什么行动来应对情境。

______ **积极自我对话**：教来访者向自己提供积极信息，来抵抗低自尊、不足、抑郁和焦虑的感受。

______ **计时隔离（暂停）**：这个程序通常被用来帮助来访者减少易怒和冲动，方法是训练自己在反应前从刺激情境中脱离一小段时间。这让来访者能够考虑后果，并更有计划地采取行动。

______ **放松**：很多患有 ADHD 的来访者坐立不安、焦虑并提心吊胆。学习使用放松技术对于降低压力和反应性大有帮助。

______ **自我奖励**：自我奖励程序被用于辅助 ADHD 来访者完成那些停留在未完成状态的练习。这个程序也有助于激励来访者专注于自己的行动。

______ **提醒辅助**：健忘和缺乏组织是 ADHD 来访者的常见特征。学习使用核查清单、写给自己的笔记、组织日历、手机和计划日程都是有用的技术。

______ **体育锻炼**：常规水平的体育锻炼经常被用来降低ADHD来访者焦躁不安的能量。锻炼能减少压力，并提高放松和集中注意力的能力。

______ **减少分心**：学会布置周围环境，比如将可能让人分心的声音、景象、人或者物体移除，或者尽可能减少影响。

______ **组织教练**：对生活缺乏组织的人来说，咨询他人是一种非常有用的技术。在安排环境或处理任务时接受他人的指导和建议会相当有益。

______ **对谈时间**：对很多ADHD来访者来说，有机会坐下来不受干扰地交谈很重要。这样就可以留出结构化的时间，将干扰降到最低，并将想法落实完成。重要他人也能从这种交流中获益。

5. 标注出你觉得学习使用后会有帮助的技术，解释你为什么觉得会有帮助。

____

____

____

____

____

____

____

____

5 双相障碍——抑郁

治疗师概览

抑郁的早期预警信号

练习目标

1. 识别抑郁的早期预警信号。
2. 学习并运用预防复发的技能。
3. 确定计划管理生活中的压力源，减少抑郁。
4. 缓解抑郁情绪，恢复有效的功能水平。

本练习可能最适用的其他问题

- 双相障碍——躁狂
- 抑郁——单相
- 哀伤 / 未解决的丧失
- 低自尊
- 医疗问题
- 睡眠失调

与来访者一起完成练习的建议

这个练习是为有抑郁病史的来访者设计的。练习的主要目的是帮助来访者识别抑郁的早期预警信号。来访者首先需要浏览一份抑郁症状清单，核对最近正在经历的症状。此外，来访者还需要确定过去用来减轻抑郁发作的有效的策略。最后，选择他们认为能够有效减少当前抑郁症状的策略。

练习 5.A

抑郁的早期预警信号

发现抑郁的早期预警信号有助于防止抑郁复发。如果你怀疑自己进入了抑郁的阶段，请浏览以下列表，并在你正在经历的症状旁边做出标记。

______ 情绪低落	______ 食欲减退
______ 对娱乐活动兴趣下降	______ 入睡困难
______ 频繁哭泣	______ 睡眠过多
______ 淡漠、没精打采或嗜睡	______ 噩梦
______ 关于生活的抱怨或负面言论增加	______ 精力下降、疲倦、疲劳
______ 低自尊	______ 注意力不集中，优柔寡断
______ 缺乏自信，受挫时容易放弃	______ 心情烦躁、易怒
______ 消极或贬低自我的言论	______ 易激惹、易恼怒
______ 社交退缩	______ 无助 / 无望感
______ 缺乏动力	______ 自杀想法或关于死亡的消极愿望（如“我希望自己从未出生”）
______ 不恰当的内疚或自责	
______ 过激的身体动作	______ 自伤行为
______ 迟缓或缓慢的身体动作	______ 其他______________

你在过去学到了什么应对策略来管理或缓解抑郁情绪？请浏览下面的列表，在曾经成功减少抑郁的策略旁边做出标记。

______ 抗抑郁药物试验

______ 积极的自我对话

______ 识别并用积极的自我对话代替消极的自我对话

______ 想法暂停

______ 行为激活（例如，安排极有可能带来快乐或愉悦的活动）

______ 体育锻炼

______ 使用角色扮演

______ 阅读自助书籍（请列出书名）：

____

____

______ 提高社会参与

______ 使用有效的沟通 / 坚定技能

______ 使用问题解决的方法

______ 明确减少抑郁的方法

______ 以坚定的方式表达潜在的愤怒

请再次浏览列表，圈出你希望在未来的治疗过程中深入了解的干预措施或策略。

列出三到五个你认为有助于减轻目前抑郁症状的策略。

1. ____
2. ____
3. ____
4. ____
5. ____

最后，向三到五位你非常信任的人提问，征求他们关于你可以开展什么活动或做什么事来减少抑郁的建议。在下面列出他们的想法：

1. ____
2. ____
3. ____
4. ____
5. ____

治疗师概览

识别和处理诱因

练习目标

1. 发展并运用应对情绪波动的技能。
2. 增加对诱因及其根源的认识。
3. 发展和运用有效的应对技能，以履行正常的责任并参与建设性的人际关系。
4. 确定每个诱因的特定来源。

本练习可能最适用的其他问题

- 童年创伤
- 创伤后应激障碍
- 性虐待受害者

与来访者一起完成练习的建议

强烈建议在来访者治疗早期开展这项练习，因为识别诱因及其来源是平息反应、加强情境控制和最终改变来访者对特定诱因的过度反应的关键因素。对诱发因素的心理教育是此项练习的关键部分。在这个过程中，许多要点很可能需要反复强调。此外，当来访者在治疗中提到的本周事件明显涉及诱因时，这个练习可以作为参考。

练习 5.8

识别和处理诱因

诱因可以分为很多种类。非创伤性和创伤性就是其中一种分类。非创伤性诱因是积极的，比如节日烘焙的味道、听到一个朋友的笑声或者看到一个特别的地方。而创伤性诱因是你过去的一部分打扰了现在的生活。这些诱因通常会触发与当前情境不相称的、强烈的、不自主的身体和情绪反应，给有效处理问题和关系带来了一定的困难。下面的练习就是关于如何尽可能清楚地识别触发因素，因为识别是控制的开始。

1. 仔细考虑并确定以下几种诱因：

A. 那些触发我情绪的声音：

a. ________________________________

反应：________________________________

想法和感受：________________________________

可能的原因：________________________________

b. ________________________________

反应：________________________________

想法和感受：________________________________

可能的原因：________________________________

B. 那些触发我情绪的气味：

a. ________________________________

反应：________________________________

想法和感受：________________________________

可能的原因：________________________________

b. ________________________________

反应：________________________________

想法和感受：________________________________

可能的原因：________________________________

C. 那些触发我情绪的事物：

a. ______________________________

反应：______________________________

想法和感受：______________________________

可能的原因：______________________________

b. ______________________________

反应：______________________________

想法和感受：______________________________

可能的原因：______________________________

D. 那些触发我情绪的地点：

a. ______________________________

反应：______________________________

想法和感受：______________________________

可能的原因：______________________________

b. ______________________________

反应：______________________________

想法和感受：______________________________

可能的原因：______________________________

E. 那些触发我情绪的人（面孔）：

a. ______________________________

反应：______________________________

想法和感受：______________________________

可能的原因：______________________________

b. ______________________________

反应：______________________________

想法和感受：______________________________

可能的原因：______________________________

F. 那些触发我情绪的时间、日期或季节：

a. ______________________________

反应：______________________________

想法和感受：______________________________

可能的原因：______________________________

b. ______________________________

反应：______________________________

想法和感受：______________________________

可能的原因：______________________________

G. 那些触发我情绪的话语：

a. ______________________________

反应：______________________________

想法和感受：______________________________

可能的原因：______________________________

b. ______________________________

反应：______________________________

想法和感受：______________________________

可能的原因：______________________________

2. 现在，从识别的诱因中选择一个来处理：

诱因：______________________________

3. 选择一种方法 / 技能来解决这个问题：

放松技术　　着陆

深呼吸　　积极的自我对话

避免特定诱因　　想法暂停

与治疗师一起练习和 / 或计划，当面临这个诱因时，你将如何执行上述技能。

4. 诱因：______________________________

我预计面临的情境：

____

____

我计划执行的策略：

____

____

在这种情境下，我打算如何执行策略：

____

____

步骤 1：______________________________

____

步骤 2：______________________________

____

5. 在执行了策略之后，评估：

策略是如何生效的：

____

____

在执行过程中你感觉有多成功：

____

____

你要做的改变或调整：

____

____

6 双相障碍——躁狂

治疗师概览

保持日常节奏

练习目标

1. 协助来访者建立日常活动惯例（例如，睡眠、饮食、锻炼、家庭责任、单独活动、社交 / 娱乐 / 休闲活动）。
2. 使用《日常活动表》来安排、评估和修改活动，使它们每天都按照可预测的节奏发生。
3. 通过建立有规律的日常节奏或惯例来稳定情绪。

本练习可能最适用的其他问题

- 双相障碍——抑郁
- 边缘型人格障碍
- 抑郁——单相

与来访者一起完成练习的建议

人际社会节奏疗法（Interpersonal and Social Rhythm Therapy）使用社会节奏表（Social Rhythm Metric, SRM; 见 Frank, 2005 [①]）记录和构建来访者的日常生活惯例。该表旨在平衡和稳定日常活动，以免活动过度或不足对来访者产生刺激，

---

① Frank, E. P. (2005). *Treating bipolar disorder: A clinician's guide to interpersonal and social rhythm therapy.* Guilford Press.

进而诱发躁狂或抑郁症状。治疗师可以使用社会节奏表或本练习——本练习处理任务的方式与社会节奏表略有差异，但目的相同。开始练习前，要先向来访者及重要他人阐明人际社会节奏疗法和维持日常活动节奏对稳定情绪、防止症状复发的潜在好处。再要求来访者使用《日常活动表》记录睡眠、清醒、饮食、锻炼、工作、独处、社交、休闲和娱乐等活动。分别评估平日（或工作日）和周末（或非工作日）活动会更有帮助。记录日常活动和时间后，与来访者一起回顾，构建一个双方都同意的、用来规范可预测活动的时间表。来访者可能需要反复修改，直到达成满意的平衡。这张表包含与活动相关的情绪类型和严重程度（0—10），以此评估它们的相互关系并确定相应的干预措施。治疗师需要定期评估来访者是否成功应用日常惯例，并解决随之产生的障碍。本练习还包括另一张表单，用来识别压力源和打乱惯例的因素，以及这些因素对情绪的影响。

练习 6.A

保持日常节奏

研究表明，人际社会节奏疗法与精神药物的结合，有助于维持情绪稳定、降低躁狂 / 抑郁症状复发的风险，并帮助来访者管理他们的日常需求和压力源。这种治疗方法的重点之一是确定日程或日常惯例。日程或日常惯例可以帮助稳定情绪。你需要使用《日常活动表》来记录日常活动，如睡眠、清醒、饮食、锻炼、工作、独处、社交、休闲和娱乐活动等。我们鼓励你分别记录平日（或工作日）和周末（或非工作日）的日常活动。《日常活动表》提供的时间范围是上午 7:00 到下午 11:00。下午 11:00 到次日上午 7:00 被指定为睡觉时间。你可以调整时间表以满足自己的特定需求。例如，你可能会觉得最好从下午 9:30 或 10:00 睡到次日上午 6:00 或 6:30。在记录活动之后，请咨询治疗师，看看如何使用这些信息来构建你的日常惯例。我们也推荐你让配偶、重要他人或其他家庭成员定期帮助你确定新的日常惯例。随着时间的推移，你可能会发现有必要修改时间表以满足特殊需要。我们鼓励你规律地遵守日常惯例。生活中不可避免地会遇到一些中断，你的目标是尽可能坚持完成惯例。

定期与治疗师回顾你是否成功遵循日常惯例或日程。治疗师可能还会要求你密切关注自己的情绪以及生活中可能导致日程改变或调整的压力或干扰因素。通过这种方式遵循日常惯例，能帮助你感觉更稳定、有效，并了解活动和情绪之间的相互关系。

练习 6.A

《日常活动表》

记录下你起床、吃饭 / 喝水、离开住所、与他人见面、参与工作 / 学校 / 志愿活动、小憩、锻炼、看电视、睡觉和其他任何活动的时间。

时间	活动和情绪（0—10）	时间	活动和情绪（0—10）
上午 07:00		下午 03:30	
上午 07:30		下午 04:00	
上午 08:00		下午 04:30	
上午 08:30		下午 05:00	
上午 09:00		下午 05:30	
上午 09:30		下午 06:00	
上午 10:00		下午 06:30	
上午 10:30		下午 07:00	
上午 11:00		下午 07:30	

续表

时间	活动和情绪（0—10）	时间	活动和情绪（0—10）
上午 11:30		下午 08:00	
下午 12:00		下午 08:30	
下午 12:30		下午 09:00	
下午 01:00		下午 09:30	
下午 01:30		下午 10:00	
下午 02:00		下午 10:30	
下午 02:30		下午 11:00	
下午 03:00		下午 11:00—次日上午 07:00	睡觉

练习 6.A

《情绪的自我监测》

日期和时间：____________________

1. 什么压力或生活事件会打乱或改变你的日常惯例？

____

____

2. a. 由于日常惯例被打乱，你经历了哪些躁狂症状？（将所有经历过的症状都圈出来，如果没有出现任何症状，则圈“无”。）

情绪高涨	情绪不稳定	精力充沛
焦躁不安、活动增多	压迫性言语	语速快、声音洪亮
思维奔逸	意念飘忽	夸大想法
食欲下降或没有食欲	睡眠需要减少	与性相关的行为或言语
高度冲动行为	寻求享乐行为	物质滥用
无	其他：______________________	

   b. 对每个症状的严重程度按 1—10 打分。

3. a. 由于日常惯例被打乱，你经历了哪些抑郁症状？（将所有经历过的症状都圈出来，如果没有出现任何症状，则圈“无”。）

情绪低落	淡漠 / 没精打采	绝望 / 无助
消极的自我对话	社交退缩	易激惹
自杀想法或行为	睡眠过多	哭泣
睡眠减少	兴趣减退 / 快感缺失	疲劳 / 精力不足
无	其他：______________________	

   b. 对每个症状的严重程度按 1—10 打分。

4. 你能轻松地回到日常惯例吗？或者你必须改变或调整日常惯例吗？请详细说明。

____

____

治疗师概览

认识冲动行为的负面后果

练习目标

1. 将冲动行为与理性、深思熟虑的行为区分开。
2. 明白冲动行为会给自己和他人带来严重的不良后果。
3. 回顾过去的行为，审视冲动行为及其带来的负面影响。
4. 为冲动行为想出更合理的替代行为。
5. 终止自我毁灭行为，如滥交、滥用物质以及公开发表敌对或攻击性言论。

本练习可能最适用的其他问题

- 注意缺陷多动障碍——成人
- 边缘型人格障碍
- 冲动控制障碍
- 物质使用

与来访者一起完成练习的建议

有冲动行为的来访者比有冲动控制问题的来访者更容易被他人识别。他们往往认为自己的行为是正常和合理的。在让他们考虑后果之前，必须设法使他们对自己的行为模式变得敏感。和来访者一起慢慢地进行这个练习，留出时间让他们处理提到的每个情境。有时他们会想快速地跳过一项去完成下一项——这正是你要关注的冲动行为问题。

练习 6.B

认识冲动行为的负面后果

这个练习是为了帮助你三思而后行，从而得到更好的结果。阅读每个序号对应的两种行为描述，圈出缺乏恰当控制的那种。

哪一个是冲动的？

1. 不提前看评论，直接买两张票去看你最喜欢的演员主演的电影。	1. 在网上阅读几部电影的评论后，选择一部电影和你的另一半去看。
2. 在麦当劳耐心等待。	2. 大声抱怨排队并试图插队。
3. 穿着早上手边拿到的第一件衣服。	3. 选择与情境相匹配的衣服。
4. 存一些钱。	4. 一有钱就花光。
5. 在说话之前，等待朋友说完。	5. 打断两个朋友的对话来加入他们。
6. 在一个任务完成之前就转向一个新任务。	6. 在一个任务完成之后再转向一个新任务。
7. 看一档电视节目，在节目结束前切换到另一档节目。	7. 看一档电视节目，直到它播完再切换到另一档。

现在回到前面的七种行为，写下你选择的冲动行为的不良后果。（我们为你做了第一个。）

冲动行为可能导致的糟糕后果

1. 当你们离开电影院时，另一半对你选择的电影非常不满。

2. ______________________________

3. ______________________________
4. ______________________________
5. ______________________________
6. ______________________________
7. ______________________________

从前面描述的七种行为中选择四种，回顾你生活中类似的冲动行为并写下来，注意使用你熟悉的名字和地点。

我的冲动行为

1. ______________________________
2. ______________________________
3. ______________________________
4. ______________________________

描述上述四种冲动行为引发的糟糕后果。

我的糟糕后果

1. ______________________________
2. ______________________________
3. ______________________________
4. ______________________________

最后，考虑这四种冲动行为，写下你本可以采取的、会带来更好结果的，更冷静、合理、体贴、礼貌且周到的应对行为。

更好的行为选择

1. ______________________________
2. ______________________________
3. ______________________________
4. ______________________________

治疗师概览

我的优点是什么?

练习目标

1. 通过识别积极的性格及人格特质来提高真实的自尊。
2. 承认夸大其词背后的低自尊和害怕被拒绝。
3. 减少对能力不足的恐惧，这是夸大自身才能、社交退缩和拒绝尝试新事物的根本原因。

本练习可能最适用的其他问题

- 双相障碍——抑郁
- 抑郁——单相
- 低自尊
- 性虐待受害者
- 社交焦虑
- 物质使用

与来访者一起完成练习的建议

来访者常常对自己和世界有一种扭曲的看法，导致他们只看到消极特质，也只记得失败。对于躁狂来访者来说，这种核心的、潜在的缺失感被夸大的自信和任性的外表所掩盖。真正的自尊必须在他人的支持下，通过现实的自我评估建立。

练习 6.C

我的优点是什么?

我们常常很容易提到自己的缺点，而忽略了自己的优点。现在是你特别关注自己优点的时候了——关注你独一无二的个性特征，用诚实和现实的眼光审视自己。不要试图谦逊地否认自己的优点，也不要夸大优点来弥补自己觉得不够好、不会被他人接受的缺点。

1. 从下面的列表中找出那些适用于你的词，这些词常被人们用来夸奖其他人。圈出所有能描述你的词。

值得欣赏的	可靠的	友好的
谦虚的	深思熟虑的	明智的
有创造力的	温暖的	仔细的
友善的	忠实的	独立的
敏感的	善于表达的	有领导力的
负责任的	外向的	令人愉快的
体贴的	健谈的	宽容的
守时的	高尚的	精力充沛的
有吸引力的	有爱心的	包容的
勤劳的	值得信赖的	身体健康的
聪明的	通情达理的	认真的
善于交际的	兴趣广泛的	品行端正的
善于决策的	随和的	幽默的
忠诚的	精通机械的	有天赋的
有道德的	诚实的	擅长运动的
精通音乐的	有组织能力的	擅长艺术的
精心打扮的	穿着得体的	易被人接受的
富有洞察力的	有礼貌的	钦佩的
实用主义的	耐心的	快乐的

平易近人的	好的倾听者	令人尊敬的
顺从的	节俭的	乐于助人的

没有列在清单里的我的其他优点：

____

____

2. 把下面的内容复印一份给两三个熟悉你的人（父母、朋友、老师、亲戚），让他们圈出他们认为可以形容你的词。在空白处填上他们的名字和你的名字。

亲爱的____________(对方的名字)：
因为你很了解我，所以我想让你告诉我，你认为我最好的品质是什么。
请圈出能够真正描述____________（自己的名字）的单词。
非常感谢你花时间为我做这件事。

值得欣赏的	可靠的	友好的
谦虚的	深思熟虑的	明智的
有创造力的	温暖的	仔细的
友善的	忠实的	独立的
敏感的	善于表达的	有领导力的
负责任的	外向的	令人愉快的
体贴的	健谈的	宽容的
守时的	高尚的	精力充沛的
有吸引力的	有爱心的	包容的
勤劳的	值得信赖的	身体健康的
聪明的	通情达理的	认真的
善于交际的	兴趣广泛的	品行端正的
善于决策的	随和的	幽默的
忠诚的	精通机械的	有天赋的
有道德的	诚实的	擅长运动的
精通音乐的	有组织能力的	擅长艺术的
精心打扮的	穿着得体的	易被人接受的
富有洞察力的	有礼貌的	钦佩的

实用主义的	耐心的	快乐的
平易近人的	好的倾听者	令人尊敬的
顺从的	节俭的	乐于助人

没有列在清单里的我的其他优点：

____

____

3. 现在，从圈出的词中选出十个最好的品质列在下方，并让圈出这些词的人完善对这些品质的描述。

我的十个优点

（1）____

（2）____

（3）____

（4）____

（5）____

（6）____

（7）____

（8）____

（9）____

（10）____

4. 在家里的镜子上贴上“我的十个优点”。连续 7 天、每天至少 1 次，大声说出这些词并直视自己的眼睛。在本周结束的时候，在下面写一段你对自己的感觉。

____

____

____

治疗师概览

为什么我不喜欢吃药?

练习目标

1. 找出服用精神药物时缺乏依从性的原因。
2. 找出负责且可靠地服药的原因。
3. 表达接受服用精神药物的需要，并承诺遵守血药浓度水平监测。

本练习可能最适用的其他问题

- 注意缺陷多动障碍——成人
- 双相障碍——抑郁
- 抑郁——单相
- 偏执观念
- 精神质

与来访者一起完成练习的建议

抗拒服药是接受精神药物治疗的来访者中存在的一个普遍问题。本练习旨在帮助来访者确定抗拒服药的原因。来访者还应审视和探索需要一直服用处方精神药物的原因。治疗师需在完成练习的同时说明抗拒服药的原因，强化合规使用处方药的优势。

练习 6.D

为什么我不喜欢吃药?

许多人在被诊断患有情绪障碍后拒绝服用处方药。他们有各种各样的理由来说服自己不服用药物。这个练习将帮助你确定你拒绝服药的可能原因，并帮助你了解持续、负责任地服药的优点。

抗拒服药的常见原因

______ 感觉不像自己
______ 感觉服药后昏昏欲睡或行动迟缓
______ 害怕对药物上瘾
______ 忘记吃药
______ 副作用（头晕、恶心等）
______ 失去创造力
______ 不需要服药
______ 感觉自己和他人不一样
______ 太贵了
______ 太麻烦了
______ 害怕被嘲笑
______ 感觉对生活的控制力降低

1. 阅览上述清单，在你拒绝服用情绪障碍治疗药物的原因旁边标记。除了列出的原因，还有什么其他的原因？

____
____
____

2. 你不喜欢服药的主要原因是什么？

____
____
____

3. 你希望药物为你带来哪些具体的积极变化，以便你能按照医嘱定期服用？

____
____
____

4. 请你的伴侣、朋友和 / 或家人给出他们认为服药对你有好处的理由。当你没有按医嘱服药时，他们会注意到你的情绪和行为有什么不同？写下他们的回答。

____

____

____

5. 列出三个你认为应该服药的理由。药物会如何帮助你？

____

____

____

6. 在通过药物控制症状后，你的生活会有什么改善？

____

____

____

7 边缘型人格障碍[①]

治疗师概览

记录并替换自我贬低的想法

练习目标

1. 识别会引发强烈消极情绪的消极、扭曲的认知。
2. 学习更具适应性的、全新的思维方式。
3. 用对情境更积极、更现实的解释来取代消极的想法。
4. 用包容人和事的模糊性与复杂性的能力来取代非黑即白的思维。

本练习可能最适用的其他问题

- 焦虑
- 抑郁——单相
- 低自尊
- 社交焦虑
- 自杀意念

与来访者一起完成练习的建议

边缘型来访者是消极、悲观思考者的典型代表。本练习有助于他们认识到这种模式，并用对生活的积极、现实的评价来取代这种思维模式。在来访者开始记

① 本章关于辩证行为治疗的内容由伊利诺伊大学医学院行为医学和精神病学系的琼·克洛（Jean Clore）博士提供。

录日常生活体验之前，你可能需要回顾练习中描述的六种自我贬低的思维模式以及它们的替代方案。在回顾日记材料时，你需要帮助来访者找到积极的想法，来取代扭曲的消极想法。

练习 7.A

记录并替换自我贬低的想法

对外部环境的认知会让人感受到强烈的情绪。当遇到麻烦的情境时，你首先会在分析的过程中对情境产生一系列的想法。情绪会基于你对情境的解读而变化，对情境的解读则基于你的评价性思维。刺激情境会导致解释性思维，进一步导致基于这些思维的不同情绪。本练习重点介绍了六种常见的自我贬低想法，这些想法几乎总是会导致沮丧、悲伤、愤怒或其他消极情绪。这六种自我贬低的思维模式中都可以被扭转，你可以展开更现实的积极思考，产生更冷静、自信和肯定的情绪感受。

1. 六种自我贬低思维模式的定义。

A. **非黑即白思维**：将情境、他人或自我视为完全坏或完全好的，没有折中评价。这样的想法几乎总是会导致苛刻的评价以及与他人疏远。例如："我的上司从来都不公平，他一直很讨厌我。"

B. **无望感**：始终认为情境在未来不可能有积极甚至中性的解决方案。这会导致绝望和拒绝寻求解决问题的方法。例如："我永远不会交到接受我、喜欢我的新朋友。"

C. **无助感**：拒绝承认自己有能力以积极的方式影响世界，但始终相信坏事总是会发生在自己身上。这导致他们忽视所有积极的特质、能力和成就，拒绝付出努力去改变环境，变得依靠其他人来改变。例如："我对改变现状无能为力，所以还不如放弃，让事情顺其自然吧。"

D. **无价值感**：认为自己不值得他人花时间、感兴趣或接纳。这会导致在预期被他人拒绝的情况下出现自我批评的想法。例如："我不怪他们不喜欢我，因为我本来就不值得。"

E. **灾难化思维**：以非常消极的方式夸大预期后果。这会导致放弃改善情况的努力，并像负面后果已经发生了一样采取行动。例如："我再也找不到别的工作了。这次裁员就是我最终的结局。"

F. **负面预期**：没有任何现实依据，却预测事件的结果将很糟糕。这种思维方式会导致悲观、抑郁和放弃努力。例如:“我肯定不会被聘用，所以去面试也没有意义。”

2. 以上六种自我贬低的思维模式都可以被扭转并被替换为积极的替代方案。
   A. **非黑即白思维的替代思维**:认识到几乎任何事、任何人都有好的和坏的一面，不要因为一个小瑕疵或小错误而立即否认他人。这能让来访者更大程度地接纳他人和接纳自己。例如:“我的上司今天似乎心情不好，但我必须承认他平时对我很好。”
   B. **无望感的替代思维**:更现实地看待生活，并认识到如果给予更多时间和努力，消极情境是有可能改善的。这会让你有一种被赋权感，也会让他人更接纳你，认为你是一个“积极思考者”。例如:“每个人都需要朋友，都欣赏善良，所以如果我耐心、友好、体贴，我就能建立自己的社交网络。”
   C. **无助感的替代思维**:认识到个人的资源和能力可以对消极情境产生影响，看到做出改变的机会，而不是等待他人代劳。这能让人采取行动，并对情境有掌控感。例如:“我会改变应对这种情境的方法，我确信使用一种不同的策略将产生积极的结果。”
   D. **无价值感的替代思维**:认为自己值得他人的接纳，并认识到自己作为一个兼具优点和缺点的人的内在价值。这会导致自我接纳以及对他人接纳自己的期望的提高。例如:“我是一个优秀、有能力的人，我尊重他人，也值得他人的尊重。”
   E. **灾难化思维的替代思维**:从现实的角度看待结果，并同时考虑消极和积极的方面。这种思维方式使我们能够在所有结果中建立积极的方面，并培养一种希望感。例如:“这次裁员让人难以接受，但我有良好的技能和工作习惯，只要我努力寻找，就能找到另一份工作。”
   F. **负面预期的替代思维**:考虑所有可能的结果，并认识到不努力就不可能有积极结果。这会让你对世界抱有更积极的看法，并迸发出热情。例如:“我知道这份工作竞争激烈，但我会在面试中保持乐观。如果没有被聘用，我知道会有其他适合我的工作。”
3. 在回顾了关于自我贬低的想法和这些消极模式的积极替代方案的材料后，

请记录你逆转自我贬低想法的七个例子*，并写下一个可以取代它的积极替代方案。

请填写以下信息：描述引发自我贬低思维的情境，列出自我贬低的想法，描述由这种想法产生的消极情绪，最后，列出一个用不同方式来解读这种情境的替代性积极思维。

<table>
<tr><td rowspan="11">记录____
日期
__________</td><td rowspan="2">情境</td><td></td></tr>
<tr><td></td></tr>
<tr><td rowspan="3">自我贬低的想法</td><td></td></tr>
<tr><td></td></tr>
<tr><td></td></tr>
<tr><td rowspan="3">产生的消极思维</td><td></td></tr>
<tr><td></td></tr>
<tr><td></td></tr>
<tr><td rowspan="3">替代性积极思维</td><td></td></tr>
<tr><td></td></tr>
<tr><td></td></tr>
</table>

* 为优化阅读体验，此处仅列出记录表的一个样例，读者可自行复制使用。——译者注

治疗师概览

行动前计划

练习目标

1. 确定一种应对策略来抑制冲动反应的倾向。
2. 增强对冲动行为如何给自己和他人带来负面后果的意识。
3. 在最终决定并采取行动之前，明确问题实质并探索替代方案。
4. 学会评估自己的行为及行为对自己和他人的影响。
5. 培养控制冲动行为的能力。

本练习可能最适用的其他问题

- 愤怒控制问题
- 注意缺陷多动障碍——成人
- 双相障碍——躁狂
- A 型行为

与来访者一起完成练习的建议

许多来访者的特点是他们容易做出错误的判断，在行动时不考虑后果。来访者发现自己陷入了困境，却没有意识到陷入困境的原因，也认识不到负面后果的前因。这个练习会教来访者基本的问题解决策略，这有助于抑制冲动。来访者首先要确定一个问题，再执行后续的问题解决策略。这是一个长期的练习，因此，在治疗中来访者需要大量的鼓励和支持。

练习 7.B

行动前计划

人们常常发现自己陷入了困境，却没有意识到是什么导致自己陷入困境。这种情况通常发生在急于解决问题的时候，人们没有停下来思考行为可能引发的后果。不停下来思考会给自己和他人都带来负面影响。在这个练习中，你将学习使用基本的问题解决步骤来处理压力情境。遵循这些步骤，你会发现与人相处的麻烦减少了，自我感觉也更好了。

1. 解决任何问题的第一步都是认识到问题的存在。在开始阶段，你需要确定一个目前面临的主要问题，或者一个经常困扰你的问题。如果你难以确定想要集中精力解决的问题，请与朋友、爱人或家人谈谈。在下面写下确定的问题：

 ____

 ____

2. 确定问题后，考虑两种可能的行动方案，以帮助你解决或处理问题。列出每种方案的利弊，并记录下来。

 第一种可能的行动方案：

 ____

 ____

 优点 ______________ **缺点** ______________

 ______________ ______________

 ______________ ______________

 第二种可能的行动方案：

 ____

 ____

 优点 ______________ **缺点** ______________

 ______________ ______________

 ______________ ______________

3. 接下来，考虑每种可能的行动方案的利弊，并选择你计划遵循的行动方案（鼓励你与爱人、朋友或家人谈谈，帮助你选择最终的行动方案）。现在确定你计划遵循的行动方案：

____

____

4. 是什么原因促使你选择了这一行动方案？

____

____

5. 你从他人那里收到了哪些影响你做决定的建议或意见？

____

____

6. 现在，贯彻你的行动计划。描述你执行行动计划的情况。结果如何？

____

____

7. 现在，你处于本练习的最后阶段。你已经确定了问题，考虑了不同的行动方案，做出了决定，并贯彻了行动计划。最后的练习是评估结果。你对行动结果感觉怎么样？

____

____

8. 你从这次经历中学到了什么？

____

____

9. 如果在未来面临同样的或类似的问题，你会有什么不同的做法吗？

____

____

8 童年创伤

治疗师概览

从受害者变为幸存者

练习目标

1. 分别明确受害者与幸存者的特征。
2. 分别从受害者或幸存者的角度评估当前的状态。
3. 减少作为受害者的陈述，同时增加反映个人赋权的陈述。
4. 通过赋权的感觉，增加面对生活的信心。

本练习可能最适用的其他问题

- 创伤后应激障碍
- 性虐待受害者

与来访者一起完成练习的建议

一方面，从受害者转变成为幸存者，可能有很长的路要走。另一方面，来访者可能受困于受害者的状态，本练习将有助于梳理将来访者困在这种状态中的特质。检查描述词列表，确保积极、自信、健康的描述词在“幸存者”的标签下，而相对消极、自我贬低、抑郁的描述词在“受害者”的标签下。强化来访者从受害者转变为幸存者的动机，并指出改变视角会引发的众多好处。

练习 8.A

从受害者变为幸存者

当来访者近期遭受了虐待，或者没有机会处理与虐待有关的情绪和想法时，会很自然地将自己视为受害者，并体验到伴随受害者身份而来的所有感受和态度。从受害者转变为幸存者需要时间和努力。将自己视作受害者的感受和想法充满了消极与自我贬低，而将自己视作幸存者的感受和想法是积极、前瞻和自信的。每个遭受过虐待的人一开始都会觉得自己是受害者，这是很自然的，也是可以预料的，但只有身份转变为幸存者时，才能发挥自己的潜力。这个练习将帮助你理解受害者和幸存者之间的差异，并帮助你定义当前的状态。

1. 以下词语或短语被用来描述受害者或幸存者，但它们是乱序呈现的。你的任务是浏览所有词语或短语，并将它们重新写入“受害者”或“幸存者”的栏目下。对列表进行排序，最终分别得到一组描述受害者的词汇和一组描述幸存者的词汇。

描述词列表

抑郁的	沉浸于创伤
克服了痛苦	享受生活
谴责加害者	活在过去
悲观的	需要理解
无望的	喜欢他人
赋权的	放下愤怒
合理地看待创伤	在信任中成长
贬低的	没有精力
活在当下和未来	受恐惧支配
无助的	笑多于哭
充满希望的	不信任的
社交退缩	痛苦的
乐观的	自信的
羞耻的	恢复精力
需要同情	专注于痛苦

受害者	幸存者
______________	______________
______________	______________

2. 当浏览那些描述受害者和幸存者的词语或短语时，你认为自己更像受害者还是幸存者？为什么？

____

____

____

3. 哪三个描述性词语或短语能最准确地描述你和你目前的状态？

____

____

____

4. 哪三个词语或短语能最准确地描述童年时创伤发生后的你？

____

____

____

5. 哪三个词语或短语能最准确地描述开始转变为幸存者一年前的你？

____

____

____

6. 在 1—5 的范围内，给自己像受害者（1）或幸存者（5）的程度打分。

1	2	3	4	5
受害者				幸存者

7. 在从受害者变为幸存者的过程中，对你帮助最大的是什么？

____

____

____

8. 在从受害者变为幸存者的过程中，哪些人帮助了你？

____

____

____

治疗师概览

深呼吸练习

练习目标

1. 学习和练习深呼吸技术。
2. 确定使用此技术的特定情境。
3. 演示在家庭、工作、学校和其他社交场合的特定情境中使用深呼吸技术的能力。
4. 增强有效应对各种生活焦虑的能力。

本练习可能最适用的其他问题

- 焦虑
- 恐惧症
- 创伤后应激障碍
- 性虐待受害者
- 社交焦虑

与来访者一起完成练习的建议

对许多因糟糕的童年经历而处于高焦虑水平的人来说，这是一个重要的技术。由于这些经历，他们形成了一种浅呼吸模式。当他们遇到引发焦虑、恐惧或其他威胁的情况时，深呼吸有助于减缓他们的身体节奏，让他们能够使用自己的技能来评估、处理和解决眼下的情况。显然，治疗师需要积极地参与到这项练习中，帮助来访者学习、理解、掌握并在生活情境中执行这项技术。实践部分应充满乐趣并具有适当的竞争性，治疗师也要寻找机会表扬来访者的努力和技能水平的进步。

练习 8.B

深呼吸练习

当我们感到紧张、担心或害怕时，学会先让自己的身体平静下来很重要。这可以让我们更好地处理当前的情况，从而让事情更顺利，也让我们自我感觉更好。学习深呼吸可以帮助我们做到这一点。治疗师将帮助你学习这项技能。

第一步（4-4-4）

- 深吸气 4 次
- 屏住呼吸，数 4 下
- 然后呼气，数 4 下
- 重复 2 遍

第二步

- 用你的手代表一片比萨，想一下你最喜欢的所有配料。
- 现在把你的手当作那片比萨，想象它刚从烤箱里拿出来、闻起来是什么气味。为了闻到香味，深吸气 4 次，屏住呼吸数 4 下。
- 接下来，为了吃到比萨，要把比萨吹凉，对着它吹气，数 4 下。
- 重复 2 遍上述行为。

第三步

- 为了强化深呼吸技能，可以用小风车、吹泡泡或向日葵种子开展练习。
- 记住 4-4-4 技能，在使用时，看看你能使小风车转多久或多快，或者你能吹出多大的泡泡。你也可以利用日常安排的间隙，在家里用小风车、吹泡泡或向日葵种子开展练习。

第四步

- 现在，为了让大脑更深刻地记住深呼吸技术，教你的孩子或伴侣使用这个技术。如果都不方便，可以教你的治疗师。

第五步

- 在治疗师的帮助下，在家里和工作中各找出一个让你感到焦虑 / 紧张、担心或害怕的情境。

  家里：

  ____

  ____

  工作中：

  ____

  ____

  现在制订计划，说明当这两种情况出现时，你将如何使用深呼吸技术。

  ____

  ____

  ____

  ____

第六步

- 每周在家用小风车、吹泡泡或向日葵种子练习深呼吸。向治疗师报告练习的情况，以及在第五步中确定的情境出现时，你是如何使用深呼吸技术的。

治疗师概览

感受和宽恕信

练习目标

1. 澄清对童年期遭受虐待或忽视的创伤经历的感受。
2. 澄清对童年期施加虐待或忽视的加害者的感受。
3. 增加对加害者和其他与童年创伤相关的人员的宽恕。
4. 减少作为受害者的陈述，增加反映个人赋权的陈述。

本练习可能最适用的其他问题

- 低自尊
- 创伤后应激障碍
- 性虐待受害者

与来访者一起完成练习的建议

这个练习应该放在治疗的后期——在来访者已经表达或者处理了对童年期受虐待或忽视的经历相关的感受之后。来访者必须已经做好准备去宽恕加害者或其他重要人员，不能过早地逼迫他们进入这个阶段。在写信之前，鼓励来访者诚实地回答有助于梳理想法或感受的问题。有些问题可能与特定来访者无关，来访者需要练习判断如何回答这些问题。一定要提醒来访者，在决定与加害者或其他重要的相关人员分享这封信之前，要将信件交给你做进一步处理。如果具有临床适宜性，这封信也可以作为与加害者或其他家庭成员开展联合会谈的基础。

练习 8.C

感受和宽恕信

在这个练习中，你需要给加害者或与你童年期遭受的虐待或忽视有关的其他重要人员写一封信，表达你的感受和宽恕。在开展这个练习前，你已经完成了很多艰难的工作。你能够识别、表达并处理与童年期虐待或忽视相关的想法和感受。现在，你在情感上更加坚强，并已经准备好宽恕加害者和与童年受虐待或忽视经历相关的其他重要人员。

在你开始写这封信之前，请回答下面的问题。这些问题将帮助你在给加害者或其他重要人员写信之前整理好想法和感受。你可能会发现有些问题不适用，这些问题可以不作答。在本练习的最后，还有多余的空间让你表达所有希望在信中写下的其他想法或感受。在回答这些问题时，请随意写下脑海中浮现的想法或感受。

1. 童年创伤的经历对你成年后的生活有什么影响？

____

____

____

2. 当你还是个孩子的时候，你对虐待或忽视的加害者有什么感受？

____

____

____

3. 受到虐待或忽视让你对童年期的自己有什么感受？

____

____

____

4. 作为一个成年人，在经历了童年遭受虐待或忽视所带来的痛苦后，你对自己有什么感受？

____

____

____

5. 你目前对童年虐待或忽视的加害者有何感受？

6. 你对家庭中目睹虐待或忽视，但没有阻止的其他人员有何感受？

7. 你的内心发生了哪些变化，让你有可能考虑宽恕加害者或其他相关人员？

8.（如果有，）加害者或其他相关人员说过或做过什么，让你考虑宽恕他们？

9. 你为什么选择开始宽恕加害者或其他相关人员？

10. 你如何描述你现在与加害者的关系？

11. 你如何描述你与其他家庭成员的关系？

____

____

____

12. 在下面写下你对童年创伤、自己、加害者、家庭成员或未来的所有其他想法和感受。

____

____

____

____

____

13. 回顾你的回答，然后在另一张纸上写下你的信。这封信一定要包括：你对遭受虐待或忽视的事实的回忆；作为一个孩子，这段经历让你的感受如何；由于创伤，你对自己作为一个成年人的感受如何；你对加害者的感受；你现在想要开始宽恕加害者的原因；以及你将来会与加害者和其他家庭成员建立什么样的关系（如果有）。即使加害者已经死亡，或者无法在未来和你建立任何关系，写这封信仍然有助于你自身的成长和从痛苦中解脱。在下次治疗时带上你写好的信，和治疗师一起回顾。关于如何处理这封信，有几个选择：你可能想毁掉它；你可能想保存它；你可能想把这封信寄给加害者或其他重要的相关者，或亲自读给他们听。治疗师可以帮助你做出决定。

9 慢性疼痛

治疗师概览

疼痛和压力日记

练习目标

1. 寻找压力、肌肉紧张和疼痛程度增加之间的关系。
2. 确定导致疼痛加重的时间、地点或活动。
3. 确定并监测引发特定疼痛的诱因。
4. 确定可以用来减轻疼痛或压力的活动。

本练习可能最适用的其他问题

- 医疗问题
- 生命阶段问题
- 躯体症状

与来访者一起完成练习的建议

当向来访者布置这项作业时，请浏览收集数据的表格（在治疗开始阶段需要向来访者提供足够的表格副本）。回答表格中提到的所有类型的数据和问题。与来访者一起阅读和讨论填写好的表格，寻找与疼痛增强有关的地点、活动或时间。注意压力水平可能与疼痛增加有关。回顾可能引发疼痛的压力来源，并为来访者准备针对这些压力来源的压力管理技术培训。注意来访者目前正在使用的适应性减压技术，以便强化它们。

练习 9.A

疼痛和压力日记

慢性疼痛既是压力的制造者，又会被压力加重。对于有慢性疼痛的人来说，认识到这一事实并试图减少生活中的压力、培养有效的应对技能和技巧来减少不可避免的压力，是很重要的。疼痛控制和管理的本质是减少压力和压力带来的肌肉紧张。这个练习将帮助你和治疗师发现你在什么时候慢性疼痛最严重，以及引发疼痛增强的压力源的性质。记日记是一项困难的任务，需要坚持每天记录。

疼痛和压力日记是为了帮助你在治疗过程中把注意力集中在疼痛和压力管理上。你需要每天至少记录 1 次，从在左栏写下日期和时间开始。如果在一天内出现多次剧烈疼痛，可以记录多次。写下日期和时间后，在“地点”一栏记录疼痛最严重时的地理位置。接下来是“疼痛严重程度”对应的一栏，在 1—100 的范围内评定疼痛程度，100 代表最严重。然后在“活动”对应的一栏记录疼痛加重时你在做什么。在“压力程度”对应的一栏中记录你感受到的压力程度（1—10，10 代表最严重）。在“压力来源”对应的一栏记录你认为自己感到如此大的压力的原因。最后，在“采取的行动”对应的一栏记录你为减轻疼痛或压力所采取的所有行动（包括非药物的或行为的）。每天重复上述记录过程，然后把数据交给治疗师回顾和处理。（请保留足够的空白表，以备日后使用。）

记录____ 日期和时间： __________ __________	地点	
	疼痛严重程度 （1—100）	
	活动	
	压力程度 （1—10）	
	压力来源	
	采取的行动	

记录____ 日期和时间： __________ __________	地点	
	疼痛严重程度 （1—100）	
	活动	
	压力程度 （1—10）	
	压力来源	
	采取的行动	

10 认知受损

治疗师概览

记忆辅助——个人信息组织

练习目标

1. 运用记忆增强的机制。
2. 写下必须记住的重要信息，以保持对人、地点和时间的定向能力。
3. 保持日程安排，并记录日常生活的活动轨迹。

本练习可能最适用的其他问题

- 注意缺陷多动障碍——成人
- 抑郁——单相
- 分离障碍
- 生命阶段问题
- 精神质

与来访者一起完成练习的建议

因脑部创伤或心理问题（如抑郁症、ADHD、解离）而出现记忆障碍的来访者必须使用应对策略来帮助自己回忆重要信息，并坚持执行高效、结构化的日程安排。这些表单提供了结构化的参考，并能强化记录重要信息的习惯。建议来访者使用手机或者带提醒功能的手表，提醒自己查看日程中需要完成的重要事项。养成习惯后，可以考虑购买更完善的日常事务组织工具。

练习 10.A

记忆辅助——个人信息组织

能够对人、地点和时间进行准确的定向会让人放心。当出现记忆缺失时，你必须使用应对策略来帮助自己记住你是谁、住在哪里、谁是能提供支持的朋友和家人、你安排了什么计划、已经发生了哪些事以及有哪些重要活动需要完成。使用以下引导来保持条理。

1. 确认个人信息

   姓名：________________

   地址：________________

   电话：________________

   生日：________________ 年龄：________

2. 生活中能提供支持的人的姓名

   父母：________________ 电话：________________

   配偶 / 伴侣：________________ 电话：________________

   兄弟 1：________________ 电话：________________

   兄弟 2：________________ 电话：________________

   姐妹 1：________________ 电话：________________

   姐妹 2：________________ 电话：________________

   邻居：________________ 电话：________________

   地址：________________

   朋友 1：________________ 电话：________________

   地址：________________

   朋友 2：________________ 电话：________________

   地址：________________

   警察电话：________________

   消防电话：________________

3. 月计划

复制下方的月历并写下你当月的安排。保存好月历，以便回顾做了什么。

星期一	星期二	星期三	星期四	星期五	星期六	星期日

4. 日计划

写下每天计划完成的日常和非日常活动。留存一个本计划的空白副本，或购买类似的日程本。

上午 7:00	________	4:00	________
7:30	________	4:30	________
8:00	________	5:00	________
8:30	________	5:30	________
9:00	________	6:00	________
9:30	________	6:30	________
10:00	________	7:00	________
10:30	________	7:30	________
11:00	________	8:00	________
11:30	________	8:30	________
下午 12:00	________	9:00	________
12:30	________	9:30	________
1:00	________	10:00	________
1:30	________	10:30	________
2:00	________	11:00	________
2:30	________	11:30	________
3:00	________	12:00	________
3:30	________	12:30	________

日程表中可能包含的日常活动：

○ 泡澡 / 淋浴	○ 穿衣服	○ 整理房间
○ 刷牙	○ 起床	○ 读邮件
○ 给朋友 / 家人打电话	○ 买菜	○ 看报纸
○ 打扫房间	○ 睡觉	○ 办事
○ 洗衣服	○ 就医	○ 吃药
○ 吃早饭	○ 洗漱	○ 房间吸尘
○ 吃午饭	○ 整理床铺	○ 洗碗
○ 吃晚饭	○ 支付账单	○ 看电视

5. 我需要做的事情

每当想到你必须做的事情时，把它记下来，然后写进日程中。

待办事项列表

______________________　______________________

______________________　______________________

______________________　______________________

6. 需要记住的重要事项

每当读到或听到一些需要记住的重要的事情时，把它记下来。

不要忘记

______________________　______________________

______________________　______________________

______________________　______________________

治疗师概览

记忆增强技巧

练习目标

1. 学习能够增强信息回忆的认知方法。

2. 运用记忆增强的机制。

本练习可能最适用的其他问题

- 注意缺陷多动障碍——成人
- 教育缺损

与来访者一起完成练习的建议

你可能需要在治疗中回顾和处理常用的记忆技巧，再要求来访者在日常生活中应用。向来访者提出建议，告知他们何时使用这些技巧。帮助来访者保持积极的态度，尽量减少因记忆缺失产生的沮丧情绪。强化使用技巧增强记忆的行为。

练习 10.B

记忆增强技巧

当出现记忆缺失时，使用记忆技巧可能会有帮助——这些技巧多年来已被证明有效。练习使用以下技巧来提高你的记忆力。①

1. **分块**：当试图记忆一串信息时，将信息分成几块可能很有用。项目可以被分成有意义的几个部分。例如，把 474965327 分成更小的几块（474-965-327），会更容易记住；又或者，将 TWANBCCBSCPRCIA 分成 TWA NBC CBS CPR CIA。

   列举一些可以用分块来帮助回忆信息的例子。

   A. ______________________________

   B. ______________________________

   C. ______________________________

2. **联想**：把新事物与你已经知道的事物联系起来，或与你已经了解的事物配对，这样回忆新事物会更容易。例如，如果你试图记住一个刚认识的名叫张玲玲的人，可以把她和“铃铛”联系起来，想象她手里拿着一个铃铛。

   列举一些可以用联想来帮助回忆信息的例子。

   A. ______________________________

   B. ______________________________

   C. ______________________________

3. **押韵**：简单的押韵可以帮助你记住容易忘记的信息。例如，如果一个新认识的人叫裴英，你可以对自己说一些看起来很“愚蠢”的话，比如“裴英‘陪我去滑冰’”。

   列举一些可以用押韵来帮助回忆信息的例子。

   A. ______________________________

① 本练习中描述的七个技巧可以用缩写 CARPACA 来记忆［分块（Chunking）、联想（Association）、押韵（Rhyming）、图片化（Pictures）、缩略语（Acronyms）、分类（Categorizing）和藏头（Acrostics）］。

B. ______________________________

C. ______________________________

4. **图片化**：如果把某件事物视觉化，通常会更容易记住。例如，为了记住杨跑跑的名字，你可以在脑海中想象一个跑步运动员，胸前贴着“杨”的名牌。

列举一些可以用图片化来帮助回忆信息的例子。

A. ______________________________

B. ______________________________

C. ______________________________

5. **缩略语**：如果把需要记住的事物的第一个字连成词，会更容易记住。例如，中国的四大发明（造纸术、火药、印刷术、指南针）可以记作“灶（造）火印纸（指）”。人们经常使用首字母来记忆信息，即使并不能拼出一个单词。例如，WNBA= 女子国家篮球协会（Women’s National Basketball Association）。

列举一些可以使用缩略语来帮助回忆信息的例子。

A. ______________________________

B. ______________________________

C. ______________________________

6. **分类**：当需要记忆一长串事物时，将其分类会很有帮助。将一长串事物分解成几个彼此关联的小部分，会更容易回忆。例如，记忆一串运动项目，篮球、跳远、网球、棒球、100 米短跑、跳高、高尔夫、跨栏、排球和板球。将这些项目分为田径类和球类，会更容易记住。

列举一些可以用分类来帮助回忆信息的例子。

A. ______________________________

B. ______________________________

C. ______________________________

7. **藏头**：藏头是指，提取你想要记住的所有词语的第一个字（音节），然后用这个字或以这个字开头的其他词组成句子。例如，为了记住八大行星，可以编写这样一句话：水晶今（金）落地，火烧木成土，天天看海（水星、金星、地球、火星、木星、土星、天王星、海王星，按照距离太阳由近到远的顺序排列)。

列举一些可以用藏头来帮助回忆信息的例子。

A. ______________________________

B. ______________________________

C. ______________________________

11 依赖

治疗师概览

自己做决定

练习目标

1. 确定那些曾经回避过的决定。
2. 确定未来将独立做出的决定。
3. 开展积极的自我对话来建立做决定的信心。
4. 减少对人际关系的依赖，开始学着满足自己的需求、建立自信、实践坚定表达。

本练习可能最适用的其他问题

- 抑郁——单相
- 哀伤 / 未解决的丧失
- 低自尊

与来访者一起完成练习的建议

当人们形成了一种依赖他人的模式或对自己的能力失去信心时，做决策就会引发焦虑。这个练习的重点是帮助来访者认识到回避决策的个人模式，承诺做出特定的决定，并通过积极的自我对话建立信心。向来访者说明，扭曲的认知信息导致了低自尊，协助他们列出更现实和积极的替代信息。强化独立生活和做决策的所有步骤。

练习 11.A

自己做决定

当养成了依赖他人的习惯时，你通常会回避自己做决定。你会把做决定的责任推给他人。这种行为模式甚至可能延伸到日常生活中的小决定，比如什么时候吃饭、准备什么饭、什么时候睡觉或者是否购物等。

1. 我曾经让他人做的决定：列出五个最近你让他人帮你做的决定。

   A. ______________________________

   B. ______________________________

   C. ______________________________

   D. ______________________________

   E. ______________________________

2. 我将要做的决定：列出四个你在不久后要做的决定——不要从他人那里寻求非必要的安慰和指导。

   A. ______________________________

   B. ______________________________

   C. ______________________________

   D. ______________________________

3. 积极的自我对话：列出四个可以帮助你更自信地做出决定的积极信息（例如，我是一个有能力的人；我拥有做出合理决定所需的智慧；我已经充分研究了这个问题，可以做出明智且合乎逻辑的决定）。

   A. ______________________________

   B. ______________________________

   C. ______________________________

   D. ______________________________

治疗师概览

满足未满足的情感需求

练习目标

1. 把自己视为更独立、更有能力的人，而不是需要他人、依赖他人。
2. 识别并明确未被满足的情感需求。
3. 确定自助行动来满足情感需求。
4. 承诺开展自助行动来满足情感需求。
5. 培养自信，以满足自己的需要和忍受独处。

本练习可能最适用的其他问题

- 边缘型人格障碍
- 抑郁——单相
- 哀伤 / 未解决的丧失
- 亲密关系冲突
- 低自尊
- 社交焦虑
- 自杀意念

与来访者一起完成练习的建议

这个练习旨在帮助来访者专注于他们未被满足的情感需求。与依赖、抑郁或自卑感斗争的来访者往往会产生一种无助感，不愿做任何事情来改善自己的状况。这项练习要求来访者思考如何承诺执行自助行动计划。治疗师可能必须指导来访者列出要采取的行动，以提高满足需求的可能性。但是，在提供太多帮助之前，可以允许来访者独自与这个问题斗争。实际上，这个任务也是一种测试——来访者是否能独立完成练习，而不是依赖治疗师。

练习 11.B

满足未满足的情感需求

所有人都想让自己的情感需求得到满足。当这些需求得不到满足时，人们就会感到悲伤、沮丧、孤独、受伤、失望，甚至毫无价值。这个练习将帮助你识别和明确你的哪些需求没有得到满足，并通过一些建设性的事情来帮助你设计行动计划。很多时候，人们依赖他人或环境来满足需求，结果感到失望。更健康的方法是尽你所能维护自己的权益、安排自己的世界，通过自己的行动或向他人提出请求来让自己的需求得到满足。完全依赖他人会让你容易受伤和失望，也会剥夺你满足自己需求的能力和资源。

未满足的情感需求

1. 浏览下方的常见情感需求清单，在你觉得生活中没有得到满足的情感需求旁边标注。在三行空白处填写其他未被满足的需求。

______ 1. 至少能感受到几个人无条件的爱。

______ 2. 因为成就而得到认可。

______ 3. 能够得到深情的爱抚、抚摩和拥抱。

______ 4. 被鼓励去做最好的自己。

______ 5. 被倾听、被理解、被听到。

______ 6. 在受伤、虚弱或脆弱时感到被支持。

______ 7. 因为努力做正确的事情而得到表扬和奖励。

______ 8. 即使不同意某人的观点，也受到尊重。

______ 9. 在做错事时得到原谅。

______ 10. 即使有错误或缺点，也能感到被接纳。

______ 11. 被邀请参加社交聚会。

______ 12. 在讲述自己的故事时得到信任。

______ 13. 拥有可以信任的朋友。

______ 14. 拥有一些能得到认可并建立自尊的天赋或能力。

______ 15. 感受更高精神境界的接纳和爱。

______ 16. 被公平、平等地对待，并拥有成功的机会。
______ 17. 感到有能力与他人公平竞争。
______ 18. 感觉自己的外表相当有吸引力。
______ 19. 感到自己的能力被人相信。
______ 20. 感觉自己能融入一群朋友。
______ 21. ______________________________
______ 22. ______________________________
______ 23. ______________________________

2. 你不能依靠他人来满足你的需要。在最重要的四个未满足的需求旁边，写下一两件你可以做的事情，帮助自己更接近满足这些需求。也许治疗师可以帮助你确定能做些什么。写下完成步骤的目标日期。

未被满足的需求	你能采取的步骤	目标日期
______________	A. ______________	A. ______________
______________	______________	
	B. ______________	B. ______________
	______________	
______________	A. ______________	A. ______________
______________	______________	
	B. ______________	B. ______________
	______________	
______________	A. ______________	A. ______________
______________	______________	
	B. ______________	B. ______________
	______________	

3. 写下为了满足需求而采取的行动的结果。

____
____
____

治疗师概览

采取行动走向独立

练习目标

1. 找出并承认阻碍独立行动的恐惧。
2. 找出过去让我们变得恐惧而非自信的事件。
3. 列出能让自己变得更独立的步骤。
4. 减少对人际关系的依赖，开始学着满足自己的需求、建立自信、实践坚定表达。

本练习可能最适用的其他问题

- 低自尊

与来访者一起完成练习的建议

来访者需要回顾个人史，以确定导致自己恐惧和依赖他人的环境。给予来访者支持，让他们揭露那些引发恐惧的痛苦事件，同时鼓励他们采取措施，学习克服恐惧、更加独立地生活。

练习 11.C

采取行动走向独立

恐惧和缺乏自信会阻碍独立能力的正常发展。有时你可能会倾向于让他人替你做决定，并试图以各种方式取悦他们，即使这意味着承担明显属于他人的责任。可以通过增加独立行动的方式探索你的恐惧和克服这些恐惧的方法。

1. 害怕让他人失望：这是一种常见的恐惧，它抑制了独立性的发展。描述过去的一些情况，这些情况可能导致了你的恐惧预期，即当你决定采取行动时，你会让他人失望。

____

____

2. 害怕失败：描述过去的一些事件，这些事件让你在独立行动时对失败产生预期。

____

____

3. 害怕被抛弃：什么样的家庭或社会环境导致了你的恐惧——如果你不经常取悦他人，他人就会离你而去？

____

____

4. 独立行动：列出你可以采取的行动，这些行动可以帮助你克服恐惧，增强独立性。写出执行日期。

行动	日期
A. ______________________________	__________
______________________________	
B. ______________________________	__________
______________________________	
C. ______________________________	__________
______________________________	

12　抑郁——单相

确定和安排愉快的活动

练习目标

1. 确定、安排并参加愉快的活动。
2. 使用行为策略来克服抑郁。
3. 享受社交、休闲和娱乐活动带来的愉悦感受。
4. 让来访者注意到社交和娱乐活动的增加带来的情绪改善。
5. 缓解抑郁情绪，恢复到过去的社会功能水平。

本练习可能最适用的其他问题

- 家庭冲突
- 亲密关系冲突
- A 型行为

与来访者一起完成练习的建议

抑郁可能干扰来访者回忆愉快活动的能力，他们可能会回避这些活动，感到精力不足。治疗师可以鼓励来访者自由地进行头脑风暴。如果有必要，这项练习可以在咨询室内完成，而不是让陷入抑郁和动力不足的来访者在咨询室外自己完成。头脑风暴和日程安排需要在咨询室内开展，而家庭作业是来访者对执行活动及活动影响的记录。建议来访者在活动之前、活动期间和活动之后监测自己的情绪，以了解活动对情绪的积极影响。回顾并强化来访者在开展令人愉悦的活动后情绪得到的改善。

练习 12.A

确定和安排愉快的活动

抑郁的人几乎完全远离了曾经让他们感到舒适、有益、愉快或是单纯有趣的活动。打破这种退缩的循环并开始重新投入生活、人际关系以及那些曾经做得很好的事，是非常重要的。重新投入或重新参加这些活动的起点是创建一份清单，列出你过去认为是“愉快事件”的所有事情。

1. 在下面的空白列表中，用几个词描述过去让你觉得快乐和愉悦的活动。这些令人愉快的活动应包括：(1) 积极的社交互动（例如：与好朋友共度时光）；(2) 有用或有成效的活动（例如：照顾孩子、做好工作）；(3) 令人感到愉快的活动（例如：在最喜欢的餐厅用餐、听最喜欢的音乐、洗热水澡）。在这场头脑风暴中，允许自己自由回忆任何快乐和愉悦的活动，而不要根据你认为自己是否有精力或活动是否可行来判断。你可能想邀请其他和你关系亲密的人为清单提供意见，但请记住，这是你的个人愉快活动清单，必须反映你认为愉快的活动。

积极的社交互动	**有用或有成效的活动**	**令人感到愉快的活动**
____________________	____________________	____________________
____________________	____________________	____________________
____________________	____________________	____________________
____________________	____________________	____________________
____________________	____________________	____________________

2. 现在从你的愉快活动清单中选择你认为自己最有可能参与的七项活动。在下方列出这些活动，然后用几个词描述活动的积极之处，或者说明你为什么觉得它是令人快乐和愉悦的。

最有可能参与的活动	**为什么是愉快的？**
1. ____________________	____________________

2.	
3.	
4.	
5.	
6.	
7.	

3. 在下面的空白处，为每天安排一项承诺会进行的愉快活动。包括你准备将它安排在什么时间以及你可能与谁共同完成这项活动。

	活动	何时？和谁一起？
第一天		
第二天		
第三天		
第四天		
第五天		
第六天		
第七天		

4. 在下面的表格中，在 1（低）—10（高）的范围内记录在愉悦事件期间和之后你对活动的满意度。同时，在 1（没有积极影响）—10（对情绪有明显提升作用）的范围内记录愉悦事件对你情绪的影响。

	活动	满意度	对情绪的影响
第一天			
第二天			
第三天			
第四天			
第五天			
第六天			
第七天			

治疗师概览

消极想法触发消极情绪

练习目标

1. 向来访者解释歪曲的认知与消极情绪之间的关系。
2. 学习不同类型的认知歪曲的核心概念。
3. 将认知歪曲的核心概念与自己的经历相联系。
4. 识别并替换那些助长抑郁的内在自我对话。

本练习可能最适用的其他问题

- 焦虑
- 进食障碍与肥胖
- 哀伤 / 未解决的丧失
- 亲密关系冲突
- 低自尊
- 惊恐障碍 / 广场恐惧症
- 偏执观念
- 社交焦虑
- 自杀意念

与来访者一起完成练习的建议

向来访者抽象地解释认知治疗的概念可能很难。该练习给出了常见认知歪曲类型的定义，并提供了生活示例。本练习的内容在很大程度上依赖于贝克（Beck）、伯恩斯（Burns）和拉扎勒斯（Lazarus）等认知 / 行为治疗师的工作。你可以将这个练习用作教授来访者调节和改变想法的重要基石。帮助来访者找到生活中认知歪曲的例子——在之前或当前的会谈中来访者向你揭露过的。引导来访者发展积极的替代思维。在开展指导后，给来访者布置家庭作业，让来访者尝试识别和替换生活中的消极思维。

练习 12.B

消极想法触发消极情绪

人们曾经认为是抑郁或焦虑使人们产生了消极的想法，但心理学家和精神病学家发现，大多数与焦虑或抑郁情绪斗争的人是先产生消极、悲观、歪曲的想法，继而出现抑郁、焦虑情绪。人们常常对同样的情境有完全不同的反应。例如，约翰和杰克都听到主管对他们的生产小组说："我们必须更加努力地工作，提高生产力。浪费在琐事上的时间太多了，我们需要集中注意力。"约翰认为"主管在努力提高产量并提高我们的效率。我要尽我的一份力。"但杰克认为"主管在责备我生产力低下。我担心我会被解雇。他从来没有喜欢过我。"杰克返回工作时感到沮丧和焦虑，对这些消极情绪的关注降低了他的工作效率。约翰在听到主管相同的说法后，返回工作时却更加专注，并且对情况的改善充满信心。人们对环境的想法和解释对情绪有很大的影响。心理学家识别了一些与焦虑、抑郁情绪斗争的人的常见消极思维模式。这些歪曲的思维模式会引发消极情绪，并可能导致抑郁、焦虑慢性化。

1. 学习下面列出的已被识别和定义的消极思维模式类型。这些歪曲的思维模式在抑郁、焦虑和自卑的人群中很常见。

认知歪曲

类型	定义	例子
非黑即白	将情境、他人或自己视为"完全坏的"或"完全好的"——没有中间位置。	当玛丽带着她的蔬菜沙拉到邻居家聚餐时，女主人说："今天已经有三份沙拉了。"玛丽立刻想，"她在批评我。她不喜欢我。"
过分夸大	做出自我批评或其他批评的陈述，包括"从不""没有""一切"或"总是"这样的词语。	当同事们一起制订午餐计划时，杰克被意外忽略了。他想："他们从不叫我参加任何事。没有人希望我在这里。"

续表

类型	定义	例子
心理过滤	忽略发生在自己身上和周围的积极事物，专注并强调消极事物。	凯特把头发剪短，换了个风格。在收到朋友和家人的多次称赞后，一个人温和地表达了批评。凯特想：“我就知道不应该把头发剪短。我看起来像个怪胎。人们在嘲笑我。”
过分贬损	拒绝承认积极经历，认为它们不重要或没有意义。	泰勒因在一个项目中的出色工作而受到老板的称赞。他想：“任何人都可以做到这一点。她对这个项目一无所知，我也没有做任何特别的事情。”
灾难化	对预期结果做明显负面的判断。	老师告诉玛丽，她的儿子在数学学习上有点吃力。玛丽想：“这太可怕了。约翰肯定会失败。我应该为他做更多。”
评判	对自己或他人过于苛刻，并使用“本应该”“理应”“必须”“不得不”和“本不应该”等词语进行强调。	吉尔向顾客做销售演说。顾客非常专注，并说“对产品印象深刻”。吉尔想：“他知道我说错了话。我本应该准备得更充分。我必须更加放松，否则没有顾客会从我这里购买产品。”
“读心术”	对他人的想法和动机做出消极假设。	艾伦询问调到新部门的事。当被告知职位已经被他人填补时，他想：“这位经理从来没有喜欢过我。他知道我想要那个职位，他就是不理会我罢了。”
预测	预测事件将变得很糟糕。	凯莉刚刚完成了一次重要的工作面试。她立即预测自己不会被录用。“我永远不会得到这份工作。这次面试很糟糕，我敢肯定我搞砸了。”她想。

续表

类型	定义	例子
感受即事实	将现实视为与感受一致的“事实”。	吉姆周末没有与朋友一起活动的计划。他感到孤独和自卑。他想：“没有人喜欢我。我的性格很糟糕。”
贴标签	当对某个行为不满意时，给自己或他人贴上“坏”标签。	琼与朋友在午餐地点上产生了分歧。琼想：“贝蒂就是这样一个充满控制欲的人。她从不听任何人的话，总是坚持自己的方式。”
自责	让自己对“不完全由自己掌控的结果”负责。	葆拉的朋友在和葆拉一起驾车去商场时发生了一场轻微的交通事故。葆拉想：“这次事故是我的错。开车的时候我不应该和杰姬说话。虽然是那辆车撞了我们，但如果我没有说话，我相信杰姬可以避开它。”

2. 将这十一种常见的认知歪曲应用到对自己的思维方式的监测中。至少列出三个令你感到抑郁和焦虑的想法的例子。首先，描述使你感到抑郁的事件，然后描述引起消极情绪的想法。

发生了什么？	你的消极想法
A. ______________________	______________________
______________________	______________________
B. ______________________	______________________
______________________	______________________
C. ______________________	______________________
______________________	______________________
D. ______________________	______________________
______________________	______________________

3. 尝试用积极的、更加客观的想法代替消极的、歪曲的想法很重要，这可以令你感到更快乐。针对上面的问题 2 中列出的每个例子，写下一个可以让你感觉更好的积极想法。

发生了什么？	积极的替代想法
A. ________________	________________
________________	________________
B. ________________	________________
________________	________________
C. ________________	________________
________________	________________
D. ________________	________________
________________	________________

积极的自我对话

练习目标

1. 提高对自己、对世界和对未来的积极想法的频率。
2. 基于积极的自我对话，使情绪向积极的方向转变。
3. 识别消极的自我对话，并替换为对缓解抑郁情绪有益的自我对话。

本练习可能最适用的其他问题

- 焦虑
- 哀伤 / 未解决的丧失
- 低自尊
- 自杀意念

与来访者一起完成练习的建议

向来访者解释，我们的想法会极大地影响我们的情绪。来访者倾向于认为情绪决定了想法，而不是相反。如果来访者很难独立完成，治疗师可以协助他们找到适用的积极陈述。强化来访者对积极陈述的日常监测，以对抗与抑郁情绪相关的认知歪曲。

练习 12.C

积极的自我对话

“遗忘如此之快。”这句话尤其适用于与抑郁抗争的人。他们忘记了如何积极思考，忘记了自己的个人价值、对社会的贡献，尤其是对朋友和家人的贡献。抑郁的阴云挡住了积极面，扭曲了他们的视野，将自己、世界和未来视为消极的。这项练习旨在帮助你摆脱自我贬低、不切实际、消极的认知循环。要改掉认知歪曲的坏习惯，需要付出努力并全身心投入。

1. 列出五个关于自己（例如：“我是一个成功的、有能力的人”）、世界（例如：“人们大都是善良的、愿意提供帮助的”）和未来（例如：“随着活动量的增加，未来会更好”）的积极的自我对话。你可能倾向于认为自己是失败的、忽视或无视成功的经历，并认为未来是绝望的，因此你必须强迫自己专注于成功、积极的品质、他人的善良以及对未来的乐观看法。换句话说，你必须与抑郁倾向对抗，回到被认知歪曲束缚之前的客观、积极的认知模式。

对自己的积极看法

____

____

对世界的积极看法

____

____

对未来的积极看法

____

____

2. 每天从清单中选择一个增强积极情绪的想法，把它写在纸上，然后贴在家里的某个容易看到的地方（例如冰箱或镜子上）。

3. 每天站在镜子前 3 分钟，看着自己的眼睛，同时重复你在上述问题 1 中写下的积极的自我对话。

4. 描述积极的自我对话对你的情绪产生的影响。

5. 当你使用积极想法对抗消极想法时，评估情绪的改善程度。

1	2	3	4	5
没有改善		中等程度		明显改善

13 分离障碍

治疗师概览

描 述 创 伤

练习目标

1. 处理对痛苦的压抑和回避。
2. 记录创伤事件的细节。
3. 描述事件引发的情绪。
4. 恢复完整的记忆。

本练习可能最适用的其他问题

- 反社会行为
- 边缘型人格障碍
- 童年创伤
- 创伤后应激障碍
- 性虐待受害者

与来访者一起完成练习的建议

当你确信来访者有能力面对过去的负面经历时，再使用这个练习。在会谈中完成练习，而不要让来访者在会谈间隔在家完成。必须仔细处理收集到的信息——通常需要反复处理以消除情绪刺激。

练习 13.A

描 述 创 伤

面对过去的痛苦事件是非常难受的。为了回避痛苦，你可能会尝试避免谈论甚至回想这些事。有些事情可能很难回忆，因为你把它们从有意识的记忆中清除了。但是，疗愈来自在接纳的氛围中面对痛苦。这个练习需要你通过详细描述痛苦事件来面对过去。你可能需要询问重要的和信任的他人来帮助自己回忆事实。但请确保你记录的任何事实都是你可以确认的，而不是他人告诉你的。

1. 涉及的人员：

   A. 当你遭受痛苦时，谁在你身边？

   ____

   B. 你把这件事告诉了谁？

   ____

   C. 当人们得知或目睹了这个事件，是谁支持了你？

   ____

   D. 谁没有给予你支持？

   ____

   E. 谁该对你的疼痛和痛苦负责？

   ____

   F. 有没有你认为可以帮助你、保护你但什么也没做的人？

   ____

2. 在哪里发生？

   A. 描述事件发生的地点。

   ____

   B. 事件是什么时候发生的？

   ____

   C. 事件持续了多长时间？

   ____

D. 后来发生过吗？__________ 如果有，多久一次？__________________

3. 你的反应：

A. 在事件发生前，你的身体和情绪是怎样的？

____

B. 在事件发生时，你的身体和情绪是怎样的？

____

C. 在事件发生后，你的身体和情绪是怎样的？

____

D. 现在在处理这件事时，你感受如何？

____

E. 现在你对给你带来痛苦的施暴者感受如何？

____

4. 他人的反应：

A. 在事件发生后，施暴者有什么表现？

____

B. 最近有谁支持过你？

____

C. 最近有谁因为缺乏理解而让你失望？

____

5. 尽可能详细地描述事件。

____

____

____

____

____

治疗师概览

保持聚焦当下的现实

练习目标

1. 减少对痛苦过去的关注和对身份的困惑。
2. 增加对当下的现实生活的关注。
3. 专注于现实的身份。
4. 降低解离发作的频率和持续时间。

本练习可能最适用的其他问题

- 认知受损
- 创伤后应激障碍
- 精神质
- 性虐待受害者

与来访者一起完成练习的建议

当来访者迷失在过去的问题中，或对自己的真实身份失去聚焦时，这个练习能够强化他们的现实身份和当下的责任。识别并鼓励来访者关注此时此地的行为和想法。

练习 13.B

保持聚焦当下的现实

人们很容易沉浸在过去遭受的创伤中。但在用开放的心态面对过去的痛苦事件，并与值得信任、愿意支持你的人分享这些感受之后，重要的是不要让过去的感受压倒你，不要停滞不前。你需要一个关注当下现实的目标，这个目标应该占据你大部分的精力，因为你要专注于日常生活的责任。为了明确你对日常生活的关注，列出你生活中的事实。

1. 事实：

   你的姓名：________________

   配偶 / 伴侣的姓名：________________

   居住的城市：________________

   你工作的类型：________________

   你的上司：________________

   你工作的时间：________________

   孩子的姓名和年龄：________________

   父母的姓名：________________

   兄弟姐妹的姓名：________________

2. 家里需要注意的事：

3. 你应该与孩子们一起，或为孩子们做的事：

4. 你应该与伴侣一起，或为伴侣做的事：

____

____

____

5. 未来的长期计划或目标：

____

____

____

____

14 进食障碍与肥胖

治疗师概览

现实日记：食物、体重、想法和感受

练习目标

1. 打破来访者对实际的食物摄入量、体重增加和体型的不合理认知。
2. 识别与进食有关的扭曲想法和这种消极想法引发的感受。
3. 降低用于控制体重的功能失调行为的发生率。
4. 做出具体的承诺，承诺通过健康的饮食行为稳定增加体重，并为此负责。

本练习可能最适用的其他问题

- 无

与来访者一起完成练习的建议

扭曲的认知和否认是进食障碍来访者的特征，这使他们很难建立康复的基础。这个练习的目的是让来访者正视自己吃了什么、吃了多少以及进食如何引发认知连锁反应，从而导致不合理的恐惧和功能失调的体重控制行为（例如，催吐、暴食、过度运动、滥用泻药）。你需要教来访者认知扭曲、消极情绪和与饮食相关的不良应对行为之间的关系。例如，吃了三块奶酪饼干后："我要变胖了。我的肚子很胀。我看起来像一头肥猪。"在意识到这种破坏性的认知模式后，来访者必须正视个人责任，打破这种循环，开始正常进食以增加体重。

练习 14.A

现实日记：食物、体重、想法和感受

当陷入厌食症或暴食症时，你很容易扭曲对吃了什么、吃了多少、你的实际体重以及食物和身体意象的合理想法。这份日记的目的是帮助你与现实保持联系，而不是夸大事实、否认事实、消极预测未来或扭曲想法。

1. 每天记录你吃的食物和数量。每次进食之后，写下你对食物和自己的想法。同时，记录你对食物和自己的感受。在最后一栏，记录你做过的常见的、秘密的、不正常的应对行为（如过度运动、强迫呕吐、囤积食物、使用泻药、谎报进食）。每周记录你的体重。

现实周记 初始体重：________			
摄入的食物	**想法**	**感受**	**秘密行为**
第一天 早餐：			
午餐：			
晚餐：			
零食：			

续表

第二天 早餐：			
午餐：			
晚餐：			
零食：			
第三天 早餐：			
午餐：			
晚餐：			
零食：			

续表

第四天 早餐：			
午餐：			
晚餐：			
零食：			
第五天 早餐：			
午餐：			
晚餐：			
零食：			

续表

第六天 早餐：			
午餐：			
晚餐：			
零食：			
第七天 早餐：			
午餐：			
晚餐：			
零食：			

2. 你要认识到以下事实：你没有正常进食，你的身体需要足够的营养和热量，你的体重和体型低于平均水平。只有结束否定、承认想法被扭曲，你才能走上康复之路，才能打破把食物当作敌人的循环。下一步是设定目标，通过增加食物摄入量（终止过度运动、呕吐、谎报等功能失调的秘密应对行为），逐步、稳定地增加体重。在下面的表格里，基于健康饮食行为，记录你每周承诺增加的最低体重。

承诺

我，____________（来访者姓名），设定每周增重____________（体重数字）的目标。我会按时吃饭、正常均衡饮食。我不会为了控制体重或热量摄入而采取不恰当的代偿行为。

见证人：____________________ 签名：____________________

日期：____________________ 日期：____________________

治疗师概览

恐惧如何控制我的饮食？

练习目标

1. 识别存在于行为表面下的恐惧。
2. 识别恐惧如何控制行为。
3. 接受并执行面对恐惧的计划，以减少恐惧对行为的影响。
4. 确定替代的应对策略。

本练习可能最适用的其他问题

- 无

与来访者一起完成练习的建议

许多恐惧都会对进食障碍来访者产生巨大影响。这个练习旨在帮助来访者识别这些恐惧，注意到它们如何影响行为，并致力于构建计划，替换与每种恐惧相关的消极自动思维。你需要帮助来访者意识到认知扭曲是如何引发恐惧的，然后提出切实可行的替代想法。

练习 14.B

恐惧如何控制我的饮食？

厌食症和暴食症是基于恐惧的行为问题。恐惧可能有多种形式，可以由多种扭曲的想法引起。在这个练习中，试着找出控制你进食行为的各种恐惧。然后把注意力集中在最强烈的恐惧上，了解它们是如何控制你的行为的。最后，为了克服恐惧，你必须找到面对恐惧的方法。

1. 浏览下面的恐惧清单，在那些你正与之斗争的和影响你进食习惯的恐惧旁标注。如果列表中缺少你的恐惧类型，可将它们添加到列表底部的空白处。

   我害怕：

   ______ 体重增加。

   ______ 变胖。

   ______ 无法控制自己的进食，狼吞虎咽。

   ______ 在生活的许多方面都是失败的。

   ______ 当我想要食物的时候，却没有食物。

   ______ 变得独立，靠自己生活。

   ______ 塑造性感的身材。

   ______ 不完美。

   ______ 被家人和 / 或朋友拒绝。

   ______ 性幻想导致冲动的性行为。

   ______ 直接表达想法和感受。

   ______ 为自己的权利发声。

   ______ 除了外表没有任何价值。

   ______ 与异性关系更近和更亲密。

   ______ 他人控制我。

   ______ ____

   ______ ____

2. 现在按照强度顺序列出两种最强烈的恐惧。

   A. ____________________

   B. ____________________

3. 写下这两种恐惧分别如何影响你的行为。它对你的生活有什么影响？它会如何影响你的进食？

   恐惧 A：

   ____

   ____

   恐惧 B：

   ____

   ____

大多数非理性的恐惧都是由扭曲的想法引发的。人们先对一种情境产生想法，然后想法引起情绪反应。因此，如果消极的想法能转变成更现实、更有希望、更积极的想法，恐惧就会被减少或消除。

4. 找出与上述两种恐惧相关的想法。例如，如果你害怕体重增加，下面的一种或多种消极想法可能是引发这种恐惧的原因：

   ○ 我已经太胖了。
   ○ 我会变得像我母亲一样胖。
   ○ 我想看起来像模特一样苗条。
   ○ 如果我开始增重，就无法停止。
   ○ 我瘦的时候很漂亮。
   ○ 如果正常进食，我会变胖的。
   ○ 我不能像大多数人那样吃东西，因为我会发胖。
   ○ 我保持健康的唯一方法是不断节食。
   ○ 按时进食是不健康的。

如果你坚持这样的想法，对体重增加的恐惧就会上升。现在，写下那些维持或触发了你的恐惧的想法。

恐惧 A：

____

____

恐惧 B：

____

____

为了减少这些恐惧，你必须用积极的、现实的想法取代消极想法。例如，针对长胖的恐惧，有以下现实想法可以选择：

- ○ 我不胖。事实上，我体重过轻。
- ○ 我需要增重。
- ○ 我可以控制体重的增加，所以这是合理的。
- ○ 太瘦既不健康，又不吸引人。
- ○ 如果我增重，我会看起来更有吸引力。
- ○ 健康的身体需要正常的热量。
- ○ 定期进食可提供身体所需的必要营养。

当你坚持这样的想法时，对正常的体重增加的恐惧就会消失。

5. 现在，为每一种恐惧写下积极的替代想法，这将减少你的非理性恐惧。记住，想法在你的控制之下，它们导致了你的感受。

恐惧 A：

____

____

恐惧 B：

____

____

15 教育缺损

治疗师概览

我的学习和职业优势

练习目标

1. 确定学习和动机的优势。
2. 头脑风暴，激发进一步接受教育的动力。
3. 根据优势确定未来接受教育或参与培训的计划。

本练习可能最适用的其他问题

- 经济压力
- 生命阶段问题
- 职业压力

与来访者一起完成练习的建议

鼓励来访者在完成练习时自由地或发散地思考。在评估结果时，要以确定未来的教育或职业培训计划为目标。不要鼓励那些缺乏扎实的教育、经验或培训基础的冲动转行。

练习 15.A

我的学习和职业优势

每个人都拥有不同的天赋、能力和兴趣。其中一些优势可以成为你寻求增加培训和教育的资本。许多成功人士在接受了更多培训、磨炼和发展了自己的技能后，将才能转化为事业。利用这个机会发掘你的优势。

1. 你在小学、初中或高中喜欢哪些科目？

____

____

2. 你喜欢读哪些主题的书？

____

____

3. 你在哪些方面通过自己的努力取得了成功？

____

____

____

4. 你有什么能力被他人认可，并因此得到了赞美？

____

____

____

5. 你曾思考过想追求什么样的事业吗？为实现该事业做好准备的最佳方式是什么？

____

____

____

6. 你曾经追求过什么职业、专业理想或梦想吗?

____

____

____

7. 如果接受了更多的培训或教育，你会把什么爱好或特殊兴趣发展成职业?

____

____

____

8. 你对什么类型的活动充满激情并发自内心地喜欢?

____

____

____

9. 你曾经做过的最开心或做得非常好的事情是什么?

____

____

____

10. 你最强的五个天赋、才能或能力是什么?

A. ______________________________

B. ______________________________

C. ______________________________

D. ______________________________

E. ______________________________

11. 什么样的教育或职业培训计划可以发挥你的能力或兴趣优势?

____

____

____

治疗师概览

教育的优势

练习目标

1. 认识到缺乏教育的后果。
2. 探索完成教育目标的好处。
3. 承诺致力于获得进一步的学术或职业培训。

本练习可能最适用的其他问题

- 经济压力
- 物质使用
- 职业压力

与来访者一起完成练习的建议

设计这项练习的目的是让来访者关注缺乏或拥有良好教育对生活产生的不同影响。针对受教育影响的生活的各个方面，处理来访者的回应。引导来访者为实现教育目标制订切实的行动计划，并做出具体承诺。建议在完成前一个练习“我的学习和职业优势”后，再为来访者安排这个练习。

练习 15.B

教育的优势

思考并在下面的横线上写出不再追求和完成教育目标引发或将会引发的负面影响。再列出接受更多教育能带来的好处。

1. 缺乏教育的负面影响：

   A. 经济：

   ____

   B. 自尊：

   ____

   C. 他人的尊重：

   ____

   D. 工作机会的类型：

   ____

   E. 工作机会的挑战程度：

   ____

   F. 可用于娱乐活动的时间和金钱：

   ____

2. 完成教育目标的积极影响：

   A. 经济：

   ____

   B. 自尊：

   ____

   C. 他人的尊重：

   ____

   D. 工作机会的类型：

   ____

E. 工作机会的挑战程度：

______

F. 可用于娱乐活动的时间和金钱：

______

3. 确定教育或职业目标：

A. 你具体的教育或职业目标是什么？

______

______

B. 是什么障碍或生活压力阻碍了你追求教育 / 职业目标？

______

______

C. 需要采取哪些步骤或行动来追求你的教育 / 职业目标？

______

______

D. 什么时候可以真正开始追求你的目标？

______

______

E. 需要花多长时间来达成你的目标？

______

______

16 家庭冲突

治疗师概览

将问题解决应用于人际冲突

练习目标

1. 承担责任，努力找到双方都能接受的、建设性的冲突解决办法。
2. 头脑风暴出解决方案并分析其优缺点。
3. 执行旨在“双赢”的解决方案。
4. 评估双方对方案的接受度和满意度。
5. 减少目前与父母的冲突，同时开始放下或解决过去与父母的冲突。

本练习可能最适用的其他问题

- 愤怒控制问题
- 反社会行为
- 亲密关系冲突
- 生命阶段问题
- 职业压力

与来访者一起完成练习的建议

许多来访者需要学习问题解决的技能，因为他们认为除了愤怒、退缩或攻击之外，没有其他解决问题的方法。这个练习旨在帮助来访者运用经典的问题解决技能，找到解决与朋友、家人、同事、配偶或上级之间冲突的“双赢”方案。来访者在完成这项练习时可能需要很多帮助，因为使用无效问题解决方法的习惯可能从童年时期就已经根深蒂固了。

练习 16.A

将问题解决应用于人际冲突

与他人相处需要具备协商解决分歧的能力。所有的关系中都会出现冲突。最重要的是，分歧不会立即引发愤怒和回避。更好的冲突应对方式是寻求双方都同意的解决办法。这就是所谓的“双赢”局面，结果是双方都满意。一场导致直接攻击的冲突会引发“赢-输”的局面，并带来伤害、怨恨和愤怒。这个练习旨在帮助你运用问题解决技能来应对生活中的冲突，从而产生“双赢”的结果。

1. 请尽可能详细地描述你和他人之间的一个冲突问题。

____

____

____

2. 头脑风暴，想出你能想到的所有可能的解决方案，将它们列在下面的横线上。

____

____

____

3. 从头脑风暴的列表中选择两个最合理、最公平的解决方案，并列出每个解决方案的优缺点。

解决方案 1：

____

____

优点	**缺点**
______	______
______	______
______	______

解决方案 2：

____

____

优点________________ **缺点**________________

________________ ________________

________________ ________________

4. 经过利弊分析，选择并写下最优的解决方案。

____

____

____

5. 请写出你将在何时何地开始执行选中的解决方案。

____

____

____

6. 执行解决方案之后，评估该方案的效果如何。

____

____

____

7. 针对你选择的解决方案，需要做哪些调整才能更有效？

____

____

____

治疗师概览

结构化养育计划

练习目标

1. 确定对父母而言最棘手的儿童行为。
2. 增强父母对具体目标问题行为的干预的关注。
3. 当不良行为出现时，指导父母在干预和惩罚的过程中保持一致。
4. 明确父母能够对孩子的合作行为给予的具体积极强化，以及对对立违抗行为的惩罚。
5. 达到合理的家庭联结与和谐水平，家庭成员相互支持、帮助和关心。

本练习可能最适用的其他问题

- 养育

与来访者一起完成练习的建议

孩子是操纵的高手，常常让父母感到力不从心、处于被动防御的状态。为了改变这一点，父母必须注重运用一致的、非反应性的方法改变孩子特定的目标问题行为。他们需要专注以及治疗师的指导和鼓励来坚持完成目标。回顾父母的干预措施，并通过示范和角色扮演等更有效的方法来帮助他们。记住要强调一致性以及对期望行为的积极强化。

练习 16.B

结构化养育计划

为了提高父母在引导和指导孩子行为方面的有效性，制订一个有组织的计划是最有帮助的。计划能为你提供路线图，帮助你在日常生活中决定如何应对孩子的行为模式。如果没有计划，你往往会被动反应，而不是有意识地采取行动干预，这样的养育方式缺乏一致性和方向性。有了计划，你就可以在与孩子一起达成行为目标的过程中保持具体、专注和一致。这项练习将为你的计划提供结构性，因为你需要确定希望提高或降低孩子的参与频率的具体行为。指导的一般原则是尽可能强烈和持续地强化积极行为，并用即时的短期后果惩罚那些非期望的行为。要想最有效地发挥作为父母的效能，你就需要尽可能精确地规定你希望看到孩子参与和终止的行为。

确定问题行为

尽可能详细地列出孩子的问题行为。

____

____

____

现在请浏览上述清单，从中选择三个最有问题的行为。（为了最大化有效性，请务必限制你的关注点。）

1. ____
2. ____
3. ____

描述期望的积极行为

写出每种行为对应的期望或预期行为。期望要尽可能具体和现实可行。

示例：

问题行为：总是争辩，并拒绝完成任何合理的要求或任务。

期望行为：在合理的时间内配合要求，并尽量减少反抗。

	问题行为	期望行为
A.	____________________	____________________
B.	____________________	____________________
C.	____________________	____________________

确定积极行为的奖励

当孩子做出合理的积极行为时，有必要给予奖励或强化。如果你期望看到更多积极行为，这将是至关重要的。记住，奖励并非必须是贵重的东西。（参考下面的例子）对每种期望行为，列出至少两个奖励。

奖励示例：

1. 感谢你做了这件事。

2. 你确实打扫得很棒。

期望行为：____________________

奖励 1：____________________

奖励 2：____________________

期望行为：____________________

奖励 1：____________________

奖励 2：____________________

期望行为：____________________

奖励 1：____________________

奖励 2：____________________

确定问题行为的惩罚

现在请确定两三个针对问题行为的惩罚。需要注意的是，最有效的方式是尽可能让惩罚是合情合理的，并与问题/攻击行为有紧密联系。此外，惩罚的后果最好是短期的。

惩罚示例：

在完成要求或任务之前，不允许去任何地方或找任何人来玩。

问题行为：____________________

惩罚 1：____________________

惩罚 2：____________________

问题行为：____

惩罚 1：____

惩罚 2：____

问题行为：____

惩罚 1：____

惩罚 2：____

奖励或惩罚应在期望行为或问题行为出现后尽快实施。为了做到这一点，需要保持重视和关注。

提前计划以避免问题

为了提高有效性，对可能的不良行为进行预测和计划会很有帮助。这将为按照规则及时干预做好准备，并减少过度反应的可能性。针对三个问题行为分别确定策略，以强化积极行为并减少问题行为。

示例：

提前让孩子知道你今天下午会向他们提出要求或布置任务。

1. ____

____

____

2. ____

____

____

3. ____

____

____

17 女性性功能障碍

治疗师概览

影响消极性态度的因素

练习目标

1. 明确影响性态度、性感受和性行为的经历。
2. 认识到童年经历对当前性态度的影响。
3. 明确当前影响性态度的因素。
4. 承诺改变不健康的性态度，使之更具适应性。
5. 增加对性活动的欲望和享受。

本练习可能最适用的其他问题

- 亲密关系冲突
- 男性性功能障碍

与来访者一起完成练习的建议

在回顾来访者的资料时，要营造一种接纳和温暖的氛围，这会促进开放性。问一些能让来访者详细描述童年时期痛苦或创伤性经历的问题，这些经历可能塑造了她当前的性态度。探索她与伴侣的关系，评估是否存在潜在的愤怒或被伤害的感受，这些感受可能助长了对性亲密的抗拒。

练习 17.A

影响消极性态度的因素

成年人对性行为的态度是由许多因素塑造的，其中一些可以追溯到童年早期。对性行为的恐惧和排斥可能建立在早期生活中的创伤性经历的基础上。此外，对与伴侣发生性行为的消极态度可能是基于最近对这段关系的不满和不愉快。这个练习旨在帮助你探索你对性的态度以及这些态度的可能成因。

1. 说明你现在对与伴侣发生性行为的感受和想法。

____

____

2. 回顾你的童年经历，描述你接触过的对性的敌对态度。

____

____

3. 当你还是个孩子的时候，你的父母在你面前对性的态度是怎样的？

____

____

4. 你年轻时获得性相关信息的来源是什么？关于性，你的父母告诉过你什么？

____

____

5. 描述影响你当前性感受的性虐待经历。

____

____

6. 描述你小时候的信仰教育对你的性态度的影响。

____

____

7. 青春期是性发展和探索的时期。青春期有什么经历塑造了你现在对性的态度？

____

____

8. 描述你对初次性经历的反应和满意度。

____

____

9. 描述你对与当前伴侣最早的性经历的满意度和愉悦度。

____

____

10. 你如何描述你对与当前性伴侣的关系的满意度？

____

____

11. 你对当前性伴侣的潜在感受如何影响你对与其发生性关系的态度？

____

____

12. 你认为哪些因素对你目前对性行为的消极态度产生了最大的影响？

____

____

13. 评估你克服性欲望缺乏的动机。

1	2	3	4	5	6	7
无动力						非常有动力

14. 评估你克服与伴侣发生正常性行为的阻力的信心。

1	2	3	4	5	6	7
毫无信心						非常有信心

治疗师概览

研究你的身体：穿着和不穿着

练习目标

1. 提高对整个身体的接受度。
2. 增加裸露的舒适度。
3. 找出身体的积极方面。
4. 建立积极的身体意象，从而减少性压抑。
5. 在性交过程中获得并维持生理兴奋反应。

本练习可能最适用的其他问题

- 进食障碍与肥胖
- 低自尊

与来访者一起完成练习的建议

这是一个有点微妙的练习，要求来访者研究自己的身体，从完全穿着衣服开始，到最终完全裸露。该练习要求来访者找出自己身体的积极方面，并努力变得更舒适和更接受自己的身体。在介绍这个练习时，一定要澄清会发生什么，解答来访者的疑问并确保隐私的保密。请来访者关注身体的积极方面，因为我们的文化不鼓励自夸。

练习 17.B

研究你的身体：穿着和不穿着

积极的身体意象是克服性压抑的关键。然而，人们很容易挑剔自己的身体并关注缺点。虽然并不存在绝对完美的身体，但很多人还是会拿自己和他人比较，觉得自己不够好。然而，通常情况下，性伴侣会把注意力集中在对方的优点或能激起性欲的方面。因此，尽管一位女性可能对自己的身体很挑剔，她的伴侣却对她的身体很满意。这个练习的目的是帮助你发展对自己身体的最大舒适度，无论是穿着还是没有穿着衣服。通常，负面的身体意象会导致在各种情况下都试图遮盖身体的模式。健康的性自由要求你对裸露身体有较高的舒适度。接纳自己并不意味着喜欢自己的一切或认为自己很特别，而是意味着接受自己是谁和自己是什么样子。

1. 在家里方便的地方放一面镜子，每天与镜子独处 3 分钟，坚持 5 天。随身携带一块手表或计时器来记录时间。注意时间，正对镜子，在指定的时间内直视镜子中的自己。

   第一天（时间：3 分钟）

   重点：观察头部和脸部，从头发和前额开始，一直到肩膀。

   记录下你看到的喜欢的部分、你的想法以及你体验到的所有感受。

   ____

   ____

   舒适度：在舒适度量表上标注，评定观看镜子里的头部和脸部时的舒适程度。

   |————|————|————|————|

   非常　　较强　　一般　　很少　　无

   第二天（时间：3 分钟）

   重点：穿着泳衣观察全身。

   记录下你看到的喜欢的部分、你的想法以及你体验到的所有感受。

   ____

   ____

舒适度：在舒适度量表上标注，评定观看镜子里的身体时的舒适程度。

非常	较强	一般	很少	无

第三天（时间：3 分钟）

重点：观察腰部以上的赤裸的身体。

记录下你看到的喜欢的部分、你的想法以及你体验到的所有感受。

____

____

舒适度：在舒适度量表上标注，评定观看镜子里的身体时的舒适程度。

非常	较强	一般	很少	无

第四天（时间：3 分钟）

重点：上半身穿着衣服，观察腰部以下的赤裸的身体。

记录下你看到的喜欢的部分、你的想法以及你体验到的所有感受。

____

____

舒适度：在舒适度量表上标注，评定观看镜子里的身体时的舒适程度。

非常	较强	一般	很少	无

第五天（时间：3 分钟）

重点：观察赤裸的全身。

记录下你看到的喜欢的部分、你的想法以及你体验到的所有感受。

____

____

舒适度：在舒适度量表上标注，评定观看镜子里的身体时的舒适程度。

非常	较强	一般	很少	无

2. 描述这次练习的整体经历是如何影响你的。

____

____

____

你认为从这次经历中获得了什么？

____

____

____

3. 现在，当你看着镜子里的自己，你觉得舒服吗？

舒适度：在舒适度量表上标注，评定观看镜子里的身体时的舒适程度。

非常	较强	一般	很少	无

4. 对你来说，为了享受性，对自己的身体感到舒适有多重要？

1	2	3	4	5	6	7
毫不重要						非常重要

5. 列出你身体的优点，不要轻视或批评自己。大胆一点，夸夸自己吧！

____

____

____

18 经济压力

治疗师概览

预 算 计 划

练习目标

1. 逐项列出并确认每月的收入和支出，按类别计算每月总额。
2. 计算每个类别的预算额度与实际金额的差值。
3. 制订计划减少预算额度与实际金额的差值，以平衡预算并降低经济压力。
4. 制订计划减少支出或增加收入，以平衡预算。
5. 设定清晰的收入和支出预算，以满足账单支付的需要。

本练习可能最适用的其他问题

- 家庭冲突
- 生命阶段问题

与来访者一起完成练习的建议

确定预算和追踪实际财务数据需要相当强的自制力，这可能需要治疗师的大力鼓励。定期回顾来访者的数据以强化数据记录。根据预算额度与实际金额的差值来决定新的财务计划。在来访者开始执行预算计划并与实际金额比较之前，考虑预算的合理性和完整性。

练习 18.A

预 算 计 划

确定结构化预算可以追踪家庭现金的流入和流出。解决经济压力的关键是，必须清楚地了解将钱花在何处以及做出哪些改变可以平衡收支。下面的基本预算可用来填写每月预计收入和支出以及实际金额。最后一栏可填写预算与实际的差额。在开始填写之前，可以复印几份，以便追踪多个月的情况。

1. 首先填写每个类别的预算，仔细核对所有预算，接着记录一个月内的实际收入和支出金额。

类别	每月预算额度	每月实际金额	差额
收入：			
工资			
奖金			
利息收入			
资本收益			
股息收入			
杂项收入			
收入总计			
支出：			
按揭贷款或租房			
取暖			
电费			
水费			
垃圾费			

续表

类别	每月预算额度	每月实际金额	差额
有线电视费			
电话费			
家居维修保养			
汽车支出			
汽车油费			
汽车维修费			
其他交通费			
子女抚养			
汽车保险			
房主 / 房客保险			
健康保险			
计算机费用			
互联网服务供应商费用			
娱乐			
日用品			
家居用品			
服装			
外出就餐			
礼物 / 捐赠			
医疗 / 牙科 / 视力 / 药物			
爱好			
度假基金			
紧急基金			
大学基金			
退休			

续表

类别	每月预算额度	每月实际金额	差额
信用卡还款			
杂志 / 报纸			
税费			
宠物			
杂项支出			
支出总计			
净收入 （收入减去支出）			

2. 回顾预算后，你觉得哪些支出失控了？哪些支出需要削减？

____

____

____

3. 你能想到增加收入以平衡预算的方法吗？

____

____

____

4. 如果不止一个人在使用这份预算，你们就坚持预算计划达成了什么共识？

____

____

____

5. 现在记录新的预算额度，再追踪一个月，记下有改善或超支的新类别。

19 哀伤/未解决的丧失

治疗师概览

创作一幅纪念拼贴画

练习目标

1. 表达与丧失有关的感受。
2. 表达对逝者的想法和感受。
3. 解决与失去的爱人的冲突议题。
4. 唤起与失去的爱人有关的积极回忆，以平衡丧失的痛苦。

本练习可能最适用的其他问题

- 抑郁——单相
- 亲密关系冲突

与来访者一起完成练习的建议

拼贴画和相关问题的处理最好采用一种慢节奏、反思的方式。多询问关于拼贴画的问题，从来访者那里获得更多的信息和感受。你可以提出一些主题和模式，说明来访者与失去的爱人之间积极、温暖的联系，来支持这些美好的回忆、平衡哀伤的痛苦感受。这个练习可以用于与死亡或与重要关系的破裂有关的丧失。

练习 19.A

创作一幅纪念拼贴画

为了用愉快的回忆来平衡丧失的痛苦，你需要挖掘和回忆失去的爱人的温暖和特别之处，这样就能留住关键的记忆。通过完成拼贴画，你可以逐渐找到平衡。完成以下练习，来帮助自己度过悲伤的各个阶段。

1. 在下方标注你现在处于悲伤周期的哪个阶段（可多选）：

震惊 / 否认　　内疚 / 孤独　　愤怒　　抑郁　　接受

2. 制作一幅纪念拼贴画。

A. 准备一块约 60 厘米 × 90 厘米的海报板。

B. 翻看家庭相册，挑选出与失去的爱人相关的、对你有特殊意义的照片。

C. 浏览杂志或报纸，剪下那些能够表达你对失去的爱人情感的词语、短句及图像。

D. 把图片和词汇 / 短语排列好，用你觉得最能表达自己感受的方式把它们固定在海报板上。

3. 完成拼贴画后，回答以下问题：

A. 简要解释你选择的图片，并说明哪两张对你最有意义。

____

____

B. 解释你选择这些词汇 / 短语的原因。

____

____

C. 观察你创作的拼贴画，它反映了哪些关于这个人以及你的感受的信息？

____

____

D. 这些照片是否唤起你的以下感受?(圈出所有适用的选项。)

愤怒	失望	其他:______
受伤	放弃	其他:______
内疚	后悔	
担心	拒绝	

解释:

____

____

E. 看着这些图片是否会让你产生遗憾?比如你希望自己说过或做过的事,或希望自己没有说过或做过的事?请在下方列出。

____

____

F. 这些照片是否唤起你的以下感受?(圈出所有适用的选项。)

快乐	爱	其他:______
感恩	鼓舞	其他:______
满意	惊奇	
和平	宽恕	

解释:

____

____

治疗师概览

亲爱的______：给失去的爱人的一封信

练习目标

1. 表达与失去的爱人有关的感受。
2. 澄清关于失去的爱人的想法、感受和经历。
3. 表达在逝者生前未能对其表达的想法和感受。
4. 为失去重要他人开启健康的哀悼过程。

本练习可能最适用的其他问题

- 抑郁——单相
- 亲密关系冲突
- 生命阶段问题
- 职业压力

与来访者一起完成练习的建议

创伤性的丧失有多种形式：爱人去世、失业、离婚、重要关系破裂、失去朋友、因严重的医疗情况而失去重要的另一半，等等。可以先适当地写一封信，再根据不同类型的丧失调整内容，因为与这些丧失相关的哀伤情绪在许多方面是相似的。在真正给失去的爱人写信之前，来访者首先要回答一系列问题。这些问题旨在帮助来访者组织想法和澄清感受。回答完问题后，来访者就可以开始正式写信了。指导来访者在下一次治疗会谈带上这封信。让他们读出信的内容，这对他们表达更多的情感有帮助。鼓励来访者详细说明其中你认为重要且与未解决的哀伤有关的方面。

练习 19.B

亲爱的______：给失去的爱人的一封信

写信可以帮助你识别和表达你的想法和感受。当需要处理失去生命中的重要他人的感受时尤其如此。在这个练习中，你要给失去的爱人写一封信，帮助自己识别和表达你对生命中的重大丧失的感受。

1. 首先，找一个安静或放松的地方。这将帮助你集中精力，不受干扰地写下你的想法和感受。你可以在家里一个安静的房间写这封信，或在图书馆，或在某个你喜欢的户外场所，如公园或海滩。

2. 在真正开始写这封信之前，回答以下问题，帮助自己组织想法和感受。其中一些问题可能并不适用，你可以将这些题目留空。最后还为你留出了表达其他想法或感受的位置。在练习的这个阶段，你可以随意写下想法，之后再决定是否要在最终的信中包含这些想法。

   A. 当得知失去对方的消息时，你有什么想法和感受？

   ____

   ____

   B. 你会想念对方的哪些积极事件？

   ____

   ____

   C. 在与对方的关系中，你经历过哪些伤害、问题或是失望？

   ____

   ____

   D. 对自己在关系结束前没来得及向对方说某些话或做某些事而感到内疚或懊悔是很正常的。如果有，你希望自己可以说或做什么？

   ____

   ____

E. 你觉得失去对方是你的错吗？如果是，请描述你为什么觉得自己有责任。

____

____

F. 你和对方之间有没有什么让你遗憾的事？请描述。

____

____

G. 对方的逝去如何影响你现在的生活？

____

____

H. 自失去对方后，发生了哪些你希望与他（们）分享的重要事件？

____

____

I. 你有哪些很珍惜的与对方的美好回忆？

____

____

J. 现在，你对对方有什么感受？

____

____

K. 对方会希望你现在怎样生活？

____

____

L. 你觉得你现在的生活怎么样？有什么好和不好的方面？

____

____

M. 在下面的空白处写下你想写在信中的其他想法或感受。

____

____

3. 接下来，回顾你的答案，开始写信。使用下面的空格或另附纸张。在下次治疗时带上完成的信，与治疗师讨论。讨论完这封信后，考虑一下你想如何处理这封信——是想保留它还是扔掉？治疗师可以帮助你考虑如何回答这些问题。

20 冲动控制障碍

冲动行为日记

练习目标

1. 提高对冲动行为的意识。
2. 识别冲动行为的前因、中介和后果。
3. 列出冲动行为给自己和他人带来的负面后果。
4. 承认冲动行为会给自己和他人带来负面后果。

本练习可能最适用的其他问题

- 注意缺陷多动障碍——成人
- 双相障碍——躁狂
- 边缘型人格障碍
- 经济压力
- 法律纠纷
- 物质使用
- A 型行为

与来访者一起完成练习的建议

你可能需要回顾这个练习的细节，以帮助来访者更好地理解练习的要求。来访者可能倾向于淡化感受，或与自身情绪产生疏离。检查完成的日记材料中是否存在引发冲动情绪和行为的不现实的、扭曲的认知。使用认知改变技术来消除这些扭曲的认知，并用更现实的认知取代它们。强化来访者对冲动行为负面后果的自我责任表达。

练习 20.A

冲动行为日记

人们往往难以察觉自己的行为模式、行为的触发因素以及后果。我们容易忽视自己的行为模式和后果的关联。通常需要其他人指出我们的行为和行为引发的负面后果。我们倾向于将负面后果最小化，并强调积极结果。这个练习旨在提高你对冲动行为相关的模式及其后果的意识。你需要关注自己的想法和感受，同时也要警惕行为的后果。

1. 请在下一页的《冲动行为日记》表格中填写有关冲动行为的事件信息（如果需要记录更多冲动行为，请另复印几份）。首先，在接下来的一周中每天选择一件事。记录每件事发生的日期和时间；描述事件发生时你在哪里（地点）；描述在你做出冲动行为之前，周围发生了什么（情境）；接下来，描述你在想什么（想法）、你的情绪是什么（感受）；然后描述你在没有彻底思考的情况下所做的行为（冲动行为）；最后，描述你的行为后果（结果）。对于未来的冲动行为事件，重复以上记录步骤。

练习 20.A

《冲动行为日记》

记录____ 日期和时间： __________ __________	地点	
	情境	
	想法	
	感受	
	冲动行为	
	结果	

记录____ 日期和时间： __________ __________	地点	
	情境	
	想法	
	感受	
	冲动行为	
	结果	

2. 列出你的冲动行为的结果（例如，让我感觉更好、减少了我的愤怒、报复了某人、之后感觉更放松）。

____

____

____

3. 列出你的冲动行为引发的所有负面后果（例如，损失金钱、给自己或他人带来尴尬、对自己或他人的伤害、失信、失去友谊）。

____

____

____

4. 在回顾你的冲动行为时，你能识别哪些触发点（例如，想法或感受、特定情境、某个人或地点）？

____

____

____

5. 你认为你的冲动行为和自己或他人遭受的痛苦后果之间有什么联系？

____

____

____

6. 你能采取哪些策略来避免再次经历同样的痛苦后果？

____

____

____

21 亲密关系冲突

治疗师概览

我们如何满足彼此的需要和愿望?

练习目标

1. 明确双方在亲密关系中期待被满足的需要。
2. 明确满足彼此需要和愿望的方式。
3. 将精力放在满足伴侣的需要和愿望上，而不是只关注自己的需要和愿望。
4. 提高参加双方都享受的活动的频率。
5. 培养在亲密关系中实现有效沟通、建立满意性亲密并享受愉悦相处时间所需的必要技能。

本练习可能最适用的其他问题

- 依赖
- 女性性功能障碍
- 男性性功能障碍

与来访者一起完成练习的建议

本练习需要关系中的伴侣双方分别完成。建议伴侣双方各自独立完成练习，并在联合会谈中带回结果进行分享和处理。利用这个机会把关键概念教给伴侣双方：一段双方满意的亲密关系有时需要一方主动让步，优先满足对方的需要和愿望。同时，还要让伴侣认识到，他们都需要承担个人责任——在关系之外寻找满足个人需要的其他方法。

练习 21.A

我们如何满足彼此的需要和愿望?

(给伴侣双方的指导语)

一段成功健康的亲密关系需要伴侣双方都投入时间与精力去满足对方的需要和愿望。当关系中的需要没有被满足时,关系就会出现严重问题,并最终破裂。但并非所有需要都能由伴侣满足。每个人都应该自己负责,在亲密关系以外满足部分需要。本练习会帮助你识别和澄清自己的需要以及伴侣的需要。

伴侣甲视角

1. 请列出你期待通过这段关系满足的需要和愿望。

   A. ______________________________

   B. ______________________________

   C. ______________________________

   D. ______________________________

   E. ______________________________

2. 请列出你的伴侣期待通过这段关系满足的需要和愿望(按照你的理解)。

   A. ______________________________

   B. ______________________________

   C. ______________________________

   D. ______________________________

   E. ______________________________

3. 请列出为了满足伴侣的需要和愿望,你愿意做的事。

   A. ______________________________

   B. ______________________________

   C. ______________________________

   D. ______________________________

   E. ______________________________

4. 请列出你期待伴侣做些什么来满足你的需要和愿望。

A. ______

B. ______

C. ______

D. ______

E. ______

5. 在满足伴侣的需要和愿望的过程中，你如何让伴侣失望了？

A. ______

B. ______

C. ______

D. ______

E. ______

6. 在满足你的需要和愿望的过程中，伴侣如何让你失望了？

A. ______

B. ______

C. ______

D. ______

E. ______

7. 你可以做些什么，让你的部分需要在亲密关系以外得到满足？无论是依靠自己，还是借助他人的帮助。

A. ______

B. ______

C. ______

D. ______

E. ______

8. 请描述三个你曾为了满足伴侣的需求和愿望，而选择放弃自己需求和愿望的具体事例。

A. ______

B. ______

C. ______

9. 请列出至少三项你认为愉快又有意义的活动，有助于你和伴侣满足彼此的社交需求。

A. ______________________________

B. ______________________________

C. ______________________________

伴侣乙视角

1. 请列出你期待通过这段关系满足的需要和愿望。

A. ______________________________

B. ______________________________

C. ______________________________

D. ______________________________

E. ______________________________

2. 请列出你的伴侣期待通过这段关系满足的需要和愿望（按照你的理解）。

A. ______________________________

B. ______________________________

C. ______________________________

D. ______________________________

E. ______________________________

3. 请列出为了满足伴侣的需要和愿望，你愿意做的事。

A. ______________________________

B. ______________________________

C. ______________________________

D. ______________________________

E. ______________________________

4. 请列出你期待伴侣做些什么来满足你的需要和愿望。

A. ______________________________

B. ______________________________

C. ______________________________

D. ______________________________

E. ______________________________

5. 在满足伴侣的需要和愿望的过程中，你如何让伴侣失望了？

A. ______________________________

B. ______________________________

C. ______________________________

D. ______________________________

E. ______________________________

6. 在满足你的需要和愿望的过程中，伴侣如何让你失望了？

A. ______________________________

B. ______________________________

C. ______________________________

D. ______________________________

E. ______________________________

7. 你可以做些什么，让你的部分需要在亲密关系以外得到满足？无论是依靠自己，还是借助他人的帮助。

A. ______________________________

B. ______________________________

C. ______________________________

D. ______________________________

E. ______________________________

8. 请描述三个你曾为了满足伴侣的需求和愿望，而选择放弃自己需求和愿望的具体事例。

A. ______________________________

B. ______________________________

C. ______________________________

9. 请列出至少三项你认为愉快又有意义的活动，有助于你和伴侣满足彼此的社交需求。

A. ______________________________

B. ______________________________

C. ______________________________

治疗师概览

对关系的积极和消极贡献：我的和你的

练习目标

1. 明确伴侣双方各自对这段关系的积极贡献。
2. 明确为了改善这段关系，伴侣双方各自需要做出的改变。
3. 建立对亲密关系的平衡视角，而不是只关注伴侣的负面信息。
4. 培养在亲密关系中实现有效沟通，建立满意性亲密并享受愉悦相处时间所需的必要技能。

本练习可能最适用的其他问题

- 女性性功能障碍
- 男性性功能障碍

与来访者一起完成练习的建议

本练习设置了单独的页面（《伴侣列表》），亲密关系中的伴侣双方需要各自填写。请双方独立完成本练习，并带到后续的联合治疗中。回顾各自填写的列表，尝试澄清这些表达，并用积极的措辞表达双方提出的需求。来访者通常会指出不希望发生的事，而不说明希望发生的。请伴侣双方承诺在自己的行为中愿意做出的改变。

练习 21.B

对关系的积极和消极贡献：我的和你的

（给伴侣双方的指导语）

当一段亲密关系被冲突主导时，人们会过分关注伴侣的消极方面。防御会让我们无法客观评估自己在冲突中起到的作用，也会让我们忽视伴侣为改善关系所做的积极努力。我们对消极方面特别关注，并把伴侣视为关系失败的主要原因。本练习尝试要求伴侣双方辩证地看待事情，诚实地看待自己并评估自己在冲突中的作用。此外，还通过让伴侣双方列出各自对这段关系的积极贡献，来寻求更多平衡。

伴侣列表

伴侣双方需要各自完成下一页的四个问题。在第 1 个问题中，列出你对这段关系做出的积极贡献。在第 2 个问题中，列出你的伴侣为增进这段关系做的事。在第 3 个问题中，为了改善这段关系并让关系更坚固，列出你需要做的事。对于第 4 个问题（这总是最容易的部分），列出你觉得为了让这段关系更好，你的伴侣需要做的事。

练习 21.B

《伴侣列表》

1. 我为增进这段关系做的事：

   A. ______________________________

   B. ______________________________

   C. ______________________________

   D. ______________________________

   E. ______________________________

2. 我的伴侣为增进这段关系做的事：

   A. ______________________________

   B. ______________________________

   C. ______________________________

   D. ______________________________

   E. ______________________________

3. 为了改善这段关系，我需要做的事：

   A. ______________________________

   B. ______________________________

   C. ______________________________

   D. ______________________________

   E. ______________________________

4. 为了改善这段关系，我的伴侣需要做的事：

   A. ______________________________

   B. ______________________________

   C. ______________________________

   D. ______________________________

   E. ______________________________

22 法律纠纷

治疗师概览

接受违法行为的责任

练习目标

1. 描述导致自己目前陷入法律纠纷的行为。
2. 为导致自己身陷法律纠纷的决定和行为承担责任，并发展更高的道德和伦理标准来规范自己的行为。
3. 探讨并接受最终导致违法活动的一系列决定和行为的责任。

本练习可能最适用的其他问题

- 愤怒控制问题
- 反社会行为
- 冲动控制障碍

与来访者一起完成练习的建议

警惕来访者试图将自己的违法行为归咎于他人。尽可能强调最终导致违法行为的一系列决定。强化来访者对这些决定和行为负全责的态度。

练习 22.A

接受违法行为的责任

当需要改变行为模式时，第一步是为过去的行为承担责任。因此，本练习的目的是让你诚实地、完全地承认：你所做的行为是违法的，你的行为伤害了哪些人，以及导致你选择做出这些行为的决定。

1. 详细描述你参与的违法行为。

____

____

____

____

____

2. 列出你的行为伤害到的人以及他们受到的影响。

伤害的人	伤害的影响
______________	______________
______________	______________
______________	______________
______________	______________
______________	______________

3. 描述你的违法行为的全部步骤（你什么时候想要做，和谁讨论过，在发起行动前做过什么准备……）。

____

____

____

____

____

4. 描述你做了违法行为后的感受。

____

____

____

____

____

5. 为什么你必须为自己的违法行为承担全部责任，而不是责怪他人或为自己开脱？

____

____

____

____

____

治疗师概览

错误思维导致错误行为

练习目标

1. 识别并替换那些助长反社会行为的认知扭曲。
2. 建立并实践可以促进亲社会行为的积极思维。

本练习可能最适用的其他问题

- 愤怒控制问题
- 反社会行为

与来访者一起完成练习的建议

来访者在完成本练习时可能需要协助。通过回顾过去的行为和行为发生前的思维过程或基本信念，可以探讨助长反社会行为的扭曲思维。同时，帮助来访者发展亲社会思维，促成他们做出适应性的、合法的选择。

练习 22.8

错误思维导致错误行为

人们会根据行动前的思维采取行动。这些思维通常被用来为违法行为提供合理性，即使思维模式是歪曲的，并且建立在不合理的信念上。使用本练习识别那些促使你参与违法行为的思维模式或信念。

1. 核查你是否存在以下歪曲的或不现实的思维，并标注出来。如果列表中没有包含你的思维，请在空白处添加。

______ 为了得到我想要的东西，我必须亲自去做，不管这样做是否违法。

______ 我要拿到我想要的东西，因为我值得拥有它们。

______ 其他人违法后能够逃脱制裁，我也应该可以。

______ 警察就是想抓我。

______ 如果我没有被逮捕，那这种行为就没问题。

______ 我没有别的选择，这样做是我唯一的出路。

______ 为了脱离困境，我必须这样做。

______ 当我醉酒或者吸毒时，我会做一些疯狂的事，我不必为此负责。

______ 生活对我不公平，我必须违法才能维持生计。

______ 如果不违法，我就无法融入群体或者被接纳。

______ 这个世界很残酷，所以你必须抓住一切你能抓住的东西。

______ 他们（犯罪的受害者）让我很生气，所以他们应该受到惩罚。

______ 如果他们笨到让你逃掉了，那是他们的错。

______ 我喜欢冒险，看看我是否能逃脱惩罚。

______ ______________________________

______ ______________________________

2. 有哪些扭曲的或不现实的思维导致了你过去的违法行为？请列举。

A. ______________________________

____

B. ______________________________

____

C. ______________________________

____

3. 取代驱动违法行为的思维是一件困难的事。你必须觉察触发思维，并用更积极、更亲社会、更现实的方式与自己对话。从上一题的回答中挑选两种触发思维，并写下几种积极思维来取代扭曲的想法。

触发思维：

____

____

积极替代思维：

____

____

触发思维：

____

____

积极替代思维：

____

____

23 孤独

治疗师概览

识别我的价值

练习目标

1. 确定生活中有价值的领域。
2. 评估做了或没有做的与价值观一致的行为。
3. 确定在治疗过程中需要解决的生活领域。
4. 努力优化日常生活中与价值一致的活动。

本练习可能最适用的其他问题

来访者将受益于以价值为导向的行为的激活，从而提升生活满意度和改善自我认知，其他适用章节包括：

- 双相障碍——抑郁
- 抑郁——单相
- 低自尊
- 物质使用

与来访者一起完成练习的建议

建议先向来访者解释价值观驱动行为激活的概念、它的潜在好处以及完成练习的基本原理，再开展练习。练习要求来访者评估不同的生活范围 / 领域，并回答有关每个领域在他们生活中的重要性的问题，他们做了什么来体现这种价值，以及他们是否想在每个领域中探索改变。

具体来说，来访者需要思考一系列问题，来帮助他们评估每个领域及其对自己的重要性。然后，他们需要在 1—10 的范围内为该生命领域对自己的重要性打分。接下来，他们要在以下三个选项中做出选择，来表明自己在每个领域中的活跃程度：不活跃、过度活跃或刚好。作答结果将用于评估和讨论他们重视的领域、他们是否对当前的活动感觉良好，并继续激活目标。来访者重视但感觉不活跃的领域，可能是增加行为投入的目标。

在评估激活时，不仅要评估来访者想要激活的方面，还要评估他们想要如何实践行为。后者与他们想要体现的关于个人特征的价值观有关，这对建立自尊有重要意义。请记住，技能培训（例如，沟通、情绪调节、冲突解决）可能有助于优化来访者在某些目标激活领域的实践的有效性。

练习 23.A

识别我的价值

你和治疗师可能已经讨论过，按照自己的价值观生活，无论是健康、好工作还是有价值的人际关系，都能提高满足感、快乐和生活质量。要评估并尝试增强价值驱动的活动，第一步是确定个人价值和你目前在这些价值领域的活跃程度。

这个练习将考察生活中的“领域”，如家庭关系、就业和精神生活。每个领域都有一些问题供你考虑，以帮助你思考和反思。你不必以书面形式回答这些问题。它们的目的是帮助你定义领域，并反思你是否重视以及有多重视这些领域。然后，你要对该领域的重要性进行评级，并指出你目前在该领域的积极程度。最后，有一个部分供你记下你对该领域及其意义的任何想法。有关填写表单的具体步骤，请参阅表单上方的“指导语”部分。

表单要求你反思每个领域，所以不必急于一次完成。在每个领域中，它还会询问你是否想与治疗师进一步探讨这个领域。如果是，请在每个领域的“备注”部分注明这一点，以及任何其他想法，这可能会有所帮助。

（《价值检验表》指导语）

在这个表单中，你会发现一份包含各种生活领域的清单。在每一个领域中，你将发现一些自我提问的问题，这些问题有助于明确领域的内容。通读这些问题，想想它们对你是否重要。然后进入“重要性”的部分，对这个领域在你生活中的重要性进行打分，分数范围为 0—10，10 代表最重要。

接下来，进入“活跃水平”部分，圈出你目前在这一领域的活动中的活跃程度，选择包括“不足”“过度”或“刚好”。最后，转到“备注”部分。这是留给你记录关于这个领域和你的评分的空间，以便与治疗师讨论时，帮助你回忆自己对这个领域的想法。

请记住，这不是对你的价值观“正确”或“错误”的评估。本练习不涉及任何判断。你的目标是诚实地回答你认为什么重要，以及为什么重要。可能有些地方你觉得不重要；如果你想，可以跳过这些。领域之间可能有一些自然的重叠，你可以在与治疗师讨论练习时澄清这些重叠。例如，参与烹饪可能是因为你重视家庭关系，喜欢在吃饭时增进与家人的感情；也可能是因为你重视健康，并希望通过饮食方式促进健康。

练习 23.A

《价值检验表》

身体健康 你是健康的吗？你重视健康吗？你做了什么来体现这项价值（例如，锻炼、注意饮食和睡眠）？你有什么不健康的习惯或做法吗？你想在这个领域做些什么改变？ 重要性（0—10）：______ 活跃水平：不足　　过度　　刚好 备注：
情绪健康 你觉得自己的情绪健康吗？你重视你的情绪健康吗？你做了什么来体现这项价值（例如，管理压力、时间、工作-生活平衡？你的人际关系令人满意吗？你是否在接受心理咨询 / 心理治疗？）？你想在这个领域做些什么改变？ 重要性（0—10）：______ 活跃水平：不足　　过度　　刚好 备注：
精神性 精神性是由自己定义的，可以是个人的，也可以是团体的。你认为你有精神性吗？你重视精神性吗？你做了什么来体现这项价值（例如，投入时间、精力和金钱）？你想在这个领域做些什么改变？ 重要性（0—10）：______ 活跃水平：不足　　过度　　刚好 备注：

续表

亲密关系 你有亲密关系吗？你重视它们吗？你做什么来保持/培养关系？你想在这个领域做些什么改变？ 重要性（0—10）：______ 活跃水平：不足　　过度　　刚好 备注：
养育 你是父母吗？你重视这个角色吗？你珍视与孩子们的良好关系吗？你对自己养育孩子的方式感觉良好吗？你做了什么来体现这项价值？你想在这个领域做些什么改变？ 重要性（0—10）：______ 活跃水平：不足　　过度　　刚好 备注：
家庭关系 你是儿子/女儿、兄弟/姐妹、舅舅/姑妈等角色吗？你重视这个/这些角色吗？你做了什么来体现这项价值（例如，交流、拜访、帮助）？你想在这个领域做些什么改变？ 重要性（0—10）：______ 活跃水平：不足　　过度　　刚好 备注：

续表

友谊 你有朋友吗？你重视这个角色吗？你做了什么来体现这项价值（例如，交流、拜访、帮忙、分享活动）？你想在这个领域做些什么改变？ 重要性（0—10）：______ 活跃水平：不足　　过度　　刚好 备注：
就业 / 职业 你有工作 / 事业吗？你重视这份工作 / 事业吗？你做了什么来体现这项价值？你想在这个领域做些什么改变？ 重要性（0—10）：______ 活跃水平：不足　　过度　　刚好 备注：
公民身份 你是否具有公民身份？你重视这个身份吗？你做了什么来体现这项价值（例如，投票、志愿服务、捐赠、参与）？你想在这个领域做些什么改变？ 重要性（0—10）：______ 活跃水平：不足　　过度　　刚好 备注：
其他 你的生活中还有其他重要的方面或领域吗？你做了什么来体现这项价值？你想在这个领域做些什么改变？ 重要性（0—10）：______ 活跃水平：不足　　过度　　刚好 备注：

治疗师概览

正念练习

练习目标

1. 学习什么是正念。
2. 学习和实践每日正念练习。
3. 开始用正念的方式对待日常生活。

本练习可能最适用的其他问题

在以下章节中，来访者将受益于学习如何在日常活动中更加专注，而不是被非适应性的想法和感受所驱动，包括：

- 焦虑
- 双相障碍——抑郁
- 慢性疼痛
- 抑郁——单相

与来访者一起完成练习的建议

最好在向来访者解释了正念的概念、正念的潜在用处以及实践正念练习并应用到日常生活中的基本原理之后，再开展以下两个练习。第一个练习是专注于正念呼吸，应该放在前面开展。第二个是对一个不舒服的想法的正念关注，这更具有挑战性，应该在来访者掌握一定的正念呼吸技能之后进行。第二个练习可以修改为专注于与来访者相关的其他任何目标，如随机的想法、转瞬即逝的或不舒服的情绪和 / 或身体感觉。将正念应用到不舒服的想法和情绪上，是为了帮助来访者增加对它们的容忍度，使来访者能够有效地、适应性地采取行动。认知融合技术经与正念一起教授使用（参见本章的练习“让无用的想法离开”）。

教授这两种练习时，都要先在会谈中开始，在学习过程中示范，然后将其作为会谈之间的日常练习布置给来访者。指导来访者将注意力集中在呼吸（第一个练习）或不舒服的想法 / 情绪（第二个练习）上。他们只需要不加评判地观察自己的呼吸或想法 / 情绪，而不要试图改变或控制关注的东西。最初，这个练习通常很短（例如几分钟），只是为了演示技术。当给来访者布置作业时，通常从较短的时间开始（例如 5 分钟），随着来访者越来越熟练，时间逐渐增加（例如，10 分钟、20 分钟、30 分钟）。

在实践任何一种练习之前，重要的是让来访者知道练习需要不断进行，并且会有尝试和错误。来访者还需要知道，脑海中会有分心的想法，这是正常的。指导语就是要慢慢地将注意力重新转移到关注的目标上。类比或隐喻可能会有帮助，比如，“想象一下，你的头部暂时转向了一边，你只是轻轻地、温柔地把它转回来”。

练习 23.B

正 念 练 习

正念是将你的注意力集中在当前的体验上，而不试图判断、控制、回避或改变你正在经历的事。它通常先被当作一种练习，然后应用到日常生活中。

在日常生活中，正念被用来打破我们的思维模式——这些思维模式让我们脱离当下的体验，可能会导致不必要的痛苦或无益的行动。例如，无效的担忧、抑郁的反刍，或者思维变得消极的任何时刻。正念还可以用来提高我们对通常会导致回避的体验的耐受性。例如，持续的疼痛、不舒服的情绪或想法。用正念的方式体验，意味着不过度反应、也不回避或试图阻止，让自己用更有效和更具适应性的方式容忍和回应它们。这个练习是一种放松，将其应用到日常生活中是一种更平静、更放松的方法，有助于减少压力和提高生活质量。

开始练习只需按照练习表格中的说明。你的目标是每天至少练习一次，当你越来越熟练，就可以延长练习的时间，然后在治疗师的指导下把它应用到你的日常生活中。祝你好运！

正念呼吸练习指导

- 找一个不太可能被打扰的、安静的地方练习。如果需要，可以使用低分贝的白噪声来屏蔽杂音。
- 用一个舒适的姿势坐着，背部挺直。可以坐在地板上，垫一个枕头或垫子，也可以坐在椅子上。
- 你的眼睛可以睁开或闭着。如果睁开，可以选择一个焦点，比如地板上的一个点。
- 现在，把你所有的注意力集中在呼吸上。试着专注于呼吸本身，以及与呼吸相关的身体感觉。
- 默数每一次呼吸，从 1 开始，数到 10，再倒数到 1。重复以上循环，直到练习结束。
- 不要试图改变、控制或用其他方式修改你的体验。只是正常地呼吸，简单地观察它，不要思考或评判。

- 如果你是正念的初学者，你会注意到思绪进入你的大脑。这可能会分散你的注意力，让你无法专注于正念。有时你会意识到这一点，因为你可能忘记了呼吸的计数。在学习正念过程中，这是正常的，所以你要有所预期，并知道如何应对。如果出现这种情况，平静而温和地将注意力重新集中到呼吸上，从 1 开始重新计数，然后继续练习。
- 当你进行这个练习的时候，你会发现分心越来越少，注意集中的时间也越来越长。
- 与治疗师讨论决定初期练习的时长，以及何时延长练习时间。
- 规律练习是有效掌握这项技能的关键。看看你是否能把它作为每天的练习作业，这样你就会有机会尽早体验到它的好处。

正念想法练习指导

- 找一个不太可能被打扰的、安静的地方练习。如果需要，可以使用低分贝的白噪声来屏蔽杂音。
- 用一个舒适的姿势坐着，背部挺直。可以坐在地板上，垫一个枕头或垫子，也可以坐在椅子上。
- 闭着眼睛做这个练习会更容易。
- 在开始正念想法练习之前，做几分钟正念呼吸，让自己放松，进入平静、专注的状态。
- 现在，想象你和治疗师为这个练习选择的想法，按照之前你们讨论过的方式去想象。可以是一个句子、一个情境或一个图像。
- 你的目标只是在脑海中观察它，不做任何评判，就像看着一朵云慢慢飘过。
- 不要试图改变、控制或用其他方式修改你的体验。
- 如果你注意到其他想法或感受进入你的体验，并可能把你的注意力从正念上转移开，那么，平静而温和地把你的注意力重新转移到目标想法上，放松，再回到简单的观察状态。
- 避免停止或转移注意力的冲动。你的目标是培养平静观察的能力——甚至专注于过去可能让你不舒服的事情。
- 当你进行这个练习的时候，你会发现分心越来越少，你对分心的耐受增强，注意力集中的时间也越来越长。

- 与治疗师讨论决定初期练习的时长，以及何时延长练习时间。
- 与治疗师讨论如何开始将这项新技能应用到日常生活中。

治疗师概览

让无用的想法离开

练习目标

1. 学习什么是认知融合（fusion）和认知解离（defusion）。
2. 学习并用认知解离应对选定的非适应性思维。
3. 在日常生活中，当某些想法让你偏离价值驱动行为时，运用认知解离技巧。

本练习可能最适用的其他问题

在以下章节中，来访者都可以通过学习如何与潜在的非适应性想法保持距离而受益，包括：

- 愤怒
- 所有与焦虑相关的章节
- 双相障碍——抑郁
- 抑郁——单相

与来访者一起完成练习的建议

这个练习可以用来辅助心理教育，关于认知评估（反映在自我对话中）如何引起情绪反应或潜在的非适应性行为，以及如何通过解离来应对选定的想法，从而避免被带离目标驱动的、基于价值的行为。认知解离是接纳承诺疗法用于应对潜在非适应性思维的一种方法。它与认知重构的不同之处在于，来访者不会被引导去分析思维中的偏见、找出替代方案、理性辩论并验证其有效性。相反，来访者学习识别并避免与思维“融合”，不把它当作事实或真理，特别是不根据思维或其引发的情绪采取行动。换句话说，潜在的非适应性想法本身并不是问题所在，与它们融合（认为想法合理或准确而执着于想法）才是导致思维不适应的原因。

在应用这个练习时，治疗师首先应该解释原理，说明融合与解离是什么，再让来访者完成练习。练习要求来访者在认知解离技术列表中选择愿意尝试的技术。治疗师可以利用这些信息针对关键想法工作，帮助来访者有效地将认知解离融入日常生活。认知解离通常与目标驱动的、基于价值观的行为激活一起使用，作为一种帮助来访者的手段，避免让潜在的非适应性思维影响他们对目标驱动行为的承诺。

最后，不是每个来访者都喜欢每一种解离技术。因此，可以鼓励来访者用实验性的心态去尝试，并承认不是每种技术都适合当前的来访者。

练习 23.C

让无用的想法离开

正如你和你的治疗师可能已经讨论过的，认知融合是一个术语，描述的是我们“抓住”想法不放手的过程。当与想法融合时，我们很容易感受到想法的情绪后果，并倾向于据此采取行动。如果想法是有益的和适应性的，与之融合可能没有什么害处；然而，如果想法干扰了我们的感受，并且我们按照想法和感受行事，我们就可能会做一些没有帮助的事情。例如，一个错误的想法导致我们感到非常愤怒。尽管这种想法可能不准确，但与它融合很可能会让我们一直生气，甚至做出一些行动，比如出现言语甚至身体攻击，这可能会带来不必要的负面后果。

解离是融合的反义词。它是指从想法中后退一步，与其“分离”或远离它们。这使我们不受想法驱使。相反，我们能更理性地决定如何应对想法，并采取可能更有帮助、更有效、更符合我们价值观的行动。简单地说，它基于以下观点：麻烦的想法本身不是问题，与它们融合才是问题。然而，融合是很自然的。我们倾向于相信自己的想法，相信我们“看待”事物的方式是准确的，并随之行事。但实际上，我们的想法并非都是准确的，也不一定是掌控全局或是有帮助的。而这就是解离发挥作用的地方。

在这个练习中，你需要浏览一份认知解离技术清单，指出哪些是你愿意尝试的，然后和治疗师一起开始在你的日常生活中应用它们。请记住，这个列表并不详尽。你可以在网上搜索“认知解离技术”来寻找其他的例子——如果你感兴趣——我们鼓励你去尝试。

最后，认知解离的目标不是挑战、改变或摆脱一个想法。它能让你以一种远离、观察并且最终放下想法的方式与想法相处，继续追求你生命中更重要、更有价值的事情。这项个人技能需要你愿意尝试新的思维方式，确实地坚持一段时间，并见证它给你带来的好处。练习的目的是让你决定把努力和精力投入哪里，而不是被困在脑海中闪过的、可能对你没有帮助的想法里。

认知解离技术

（指导语）

以下是认知解离技术的列表。通读列表，在你愿意尝试的技术旁标注。完成后，与治疗师讨论。

______ 1. 感谢大脑提出了这个想法，但拒绝接受。“不，谢谢”。

______ 2. 提醒自己，想法只是一堆词语，如果你不赋予它们意义，它们就没有意义。不要赋予它们意义。

______ 3. 提醒自己，你不需要接受每一个掠过脑海的想法，并且忽略这个想法。

______ 4. 把你的想法当成一个骗子，它正试图让你相信一些不准确或不完整的东西。忽略它的尝试。[附加选项：反复对想法说：“骗子，骗子的裤子着火了”。]

______ 5. 把这个想法仅仅当作一个想法，做些别的事情。[我可以有一个想法，而不按照这个想法所说的去做或去感受。]

______ 6. 想象这个想法是一个句子，然后做以下任一件事：把它擦掉，把词语打乱顺序说出来，用完全不相关的曲调把它唱出来（例如《生日快乐歌》），用滑稽的声音把它说出来（例如唐老鸭的声音），想象它像羽毛一样被吹走，或者想出自己的方法。

______ 7. 把你的想法当成公共汽车上的乘客，而你是司机。让它们成为背景，你只管开车去想去的地方。

______ 8. 问问你的想法：“这对我有什么帮助？”保持开放的心态，接受它可能没有用或并不准确。

______ 9. 如果你的想法中包含“但是”或“是的，但是”，把它换成“并且”。看看二者能否共存。

______ 10. 如果你的想法是关于过去的，那就把它当作正在消失的东西，它会变成尘土，最终被吹走。

______ 11. 把你的想法当成一件很重而且巨大的行李，你并不需要一直背着它。

______ 12. 一遍又一遍地、快速而机械地重复这个想法，直到厌烦。

______ 13. 把这个想法写在一张小卡片上，然后做以下任一件事：把它扔进垃圾桶，撕掉它，烧掉它（安全地），随意地丢掉它。你可以做以上任何一件事，或者想出专属于你的处置它的方式。

______ 14. 环顾房间，你会发现房间里的任何东西都可以被消极地评判——只要你想。决定不去评判，然后用同样的方式应对自己或他人的消极、评判性的想法。

______ 15. 把你的想法看作一个外部事件，就像是另一个人在说话，而这与你无关。

______ 16. 对自己说“现在我只是在想……”，让这个想法只是想法。保持与想法分离。

______ 17. 把你的想法看作一个外部事件，并且把它当作试图欺负你的东西。反驳它。如果你愿意，可以使用丰富的语言。

24 低自尊

承认我的优势

练习目标

1. 明确个人成就、特质和技能。
2. 使用积极的自我对话信息来建立自尊。
3. 降低消极自我描述的频率，提高积极自我描述的频率。
4. 提高自尊。

本练习可能最适用的其他问题

- 双相障碍——躁狂
- 抑郁——单相
- 社交焦虑
- 自杀意念

与来访者一起完成练习的建议

低自尊的来访者往往会低估或最小化自己取得的成就、自身具有的积极特质和拥有的技能。鼓励他们在完成这项练习时把以上内容都包括进去。治疗师要帮助来访者处理“成就”的概念，以拓宽来访者的视野，比如包括他们每天做得很好的所有事情，而不是只考虑重要的成就。在镜子练习的部分，鼓励来访者克服说出自己优势的阻抗。当与来访者处理作业的结果时，对于来访者正在将积极的成就、特质和技能整合到自我概念中的所有迹象予以强化。

练习 24.A

承认我的优势

当我们认为自己可爱、有价值、有能力时，我们就认识到了增强自尊的关键因素。完成下面的练习将帮助你认识到自己的成就、积极的个人特质和技能。

1. 确定在接下来的一周，你每天要完成的三件积极的事情（例如，做一顿美味的饭、找一份工作、让一位朋友高兴）。

第一天
A. ______
B. ______
C. ______

第二天
A. ______
B. ______
C. ______

第三天
A. ______
B. ______
C. ______

第四天
A. ______
B. ______
C. ______

第五天
A. ______
B. ______
C. ______

第六天
A. ______
B. ______
C. ______

第七天
A. ______
B. ______
C. ______

2. 列出你认为自己有价值的五个特质（例如，友好、值得信任、接纳），再向朋友、家人和其他人询问五个关于你的特质。

自己的清单	他人的清单
A. ______	A. ______
B. ______	B. ______
C. ______	C. ______
D. ______	D. ______
E. ______	E. ______

3. 列出你认为自己拥有的五项技能（例如，弹钢琴、修理东西、整理房间）。

   A. ______

   B. ______

   C. ______

   D. ______

   E. ______

4. 回顾你的成就、特质和技能，你认为自己最有价值的优势是什么？

   ______

   ______

   ______

5. 把你的十五项积极特质和技能按照 3 × 5 的排列写在卡片上，贴在家里，这样你就能经常提醒自己这些优势。

6. 拿三张写有积极技能或特质的卡片，站在镜子前。看着自己的眼睛重复“我______”（填写你的一个积极品质）。每天重复这个练习 2 分钟，坚持 1 周。评估你在说出自己的优点时的舒适程度。

1	2	3	4	5	6	7
非常不舒适						非常舒适

7. 在坚持练习 1 周后，评估你的自尊的增长程度。

1	2	3	4	5	6	7
没有增长						极大增长

用积极信息取代恐惧

练习目标

1. 识别导致低自尊的恐惧性想法。
2. 找出应对技能来抵抗恐惧对行为的影响。
3. 使用积极的自我对话信息。
4. 建立一致的积极自我形象。

本练习可能最适用的其他问题

- 焦虑
- 依赖
- 抑郁——单相
- 惊恐障碍 / 广场恐惧症
- 性虐待受害者
- 社交焦虑
- 自杀意念

与来访者一起完成练习的建议

在要求来访者完成作业之前，浏览练习中的应对技能列表可能会有帮助。你可以详细解释其中的一些技能，并回答来访者可能提出的任何问题。在完成练习后，你可以专注于来访者提及或选择的减少焦虑的应对技能，教授具体细节。你可能还需要帮助来访者开发一些方法，让来访者在脑海中记住积极的肯定陈述。持续强化来访者使用这些积极陈述的行为，来应对低自尊思维模式的反复。

练习 24.B

用积极信息取代恐惧

在你开始对自己感到满意之后，努力保持这种态度是非常重要的。要做到这一点，你需要准备好终止那些会让你倒退的消极或恐惧性想法，同时要在头脑中保持积极的想法。下面的练习将帮助你找到应对这些因素并维持自尊的方法。

1. 消极和恐惧性想法会阻碍人们采取行动，从而削弱自尊。

A. 圈出你的恐惧性想法。

犯错	被排斥或落后
在某事上失败	他人对我生气
被批评	不被喜欢
变得疯狂	他人看到我惊慌失措
说或做了愚蠢的事情	他人认为我没有吸引力
其他人认为我很糟糕	他人伤害了我的感情
心脏病发作	被解雇

把自己的恐惧想法加到清单里。

____

____

B. 现在，从圈出来的恐惧想法中，选出最常出现的两个。把它们列出来，然后回答下面的问题。

a. 第一个恐惧想法

____

____

如果恐惧的事情真的发生了，最坏的结果会是什么？

____

____

浏览下面列出的应对技能，在你认为可以帮助你克服恐惧的两个方法旁边标注。

______ 独自或与他人一起进行现实检验。
______ 用积极的、现实的想法取代恐惧性的想法。
______ 与他人分享恐惧，以获得安慰和支持。
______ 用积极的自我对话肯定自己的应对能力。
______ 用愉快的活动分散注意力。
______ 使用放松练习来减少紧张。
______ 接纳恐惧，继续行动。
______ 进行有氧运动。
______ 想象自己成功地完成了令人恐惧的任务。
______ 暂时从令人恐惧的情境中退出，稍后再次面对。
______ 逐步面对恐惧的情境，直到克服恐惧。
______ 使用问题解决技能来应对恐惧的情境。
______ 运用自信技能来应对恐惧的情境。
______ 当能够面对恐惧的情境时，给予自己奖励。

描述一下为什么你认为这两种技能对你有帮助，以及你将如何将这些技能应用到生活中。

技能 1：

____

____

技能 2：

____

____

b. 第二个恐惧想法

____

____

如果恐惧的事情真的发生了，最坏的结果会是什么？

____

____

再次浏览应对技能列表，在你认为可以帮助你克服第二种恐惧的两种技能旁边标注。

描述一下为什么你认为这两种技能对你有帮助，以及你将如何将这些技能应用到生活中。

技能 1：

____

____

技能 2：

____

____

2. 作为维护自尊的一种方式，记住一些重要的想法是很必要的。

A. 圈出你最需要记住的肯定陈述。

我喜欢自己。

错误是学习的机会。

我知道我能做到。

我是可爱的。

我能做个良好的决定。

人无完人。

我能和他人成为朋友。

我能处理好我的恐惧。

我能成长和改变。

一切都是可能的。

我能面对任何事。

我能原谅他人。

他人会喜欢我。

我期待美好的事物。

我是一个好人。

我可以提供帮助。

我能信任自己。

我对自己感觉良好。

我珍视自己。

我能说不。

我没有必要力求完美。

我的家人爱我。

我可以放下恐惧。

我能找到精神力量。

我从不孤单。

B. 现在想出三种方法，让这些陈述留在你的脑海中（例如，在一张卡片上写下两三个陈述，随身携带，每天读四次）。

a. ____

b. ____

c. ____________________

3. 在接下来的 2 周内，评估你在这两个方面的进步。

A. 停止恐惧的想法

第一周（画圈）：　优秀　良好　一般　欠佳

评价：____________________

第二周（画圈）：　优秀　良好　一般　欠佳

评价：____________________

B. 日常的肯定陈述

第一周（画圈）：　优秀　良好　一般　欠佳

评价：____________________

第二周（画圈）：　优秀　良好　一般　欠佳

评价：____________________

25 男性性功能障碍

治疗师概览

记录对非需求的性愉悦的反应（感官专注）

练习目标

1. 参加非需求的性愉悦练习。
2. 记录由性愉悦练习引发的想法和感受。
3. 分享和处理与性愉悦活动的每一步相关的想法和感受。
4. 减少抑制和表现焦虑，提升性唤起和性满足感。
5. 提高对性行为的欲望和愉悦感。

本练习可能最适用的其他问题

- 女性性功能障碍

与来访者一起完成练习的建议

这项练习要求你为来访者提供关于性愉悦练习的标准材料的指导——用来处理性欲减退或与性表现相关的高度焦虑。你可以在会谈中提供指导，或者引导来访者阅读描述非需求的性愉悦的材料。在来访者的练习说明里提供了两本参考书，你也可以指定其他书。当伴侣学会分享自己在性互动中的想法和感受时，性愉悦练习的效果会大大增强。这个练习提供了一些问题，让伴侣描述他们的想法和感受，然后回到联合会谈处理这些信息。你也可以鼓励他们随意地分享他们在感官专注过程中的想法和感受。记录的表格需要复制一份，以便伴侣双方可以完成各自的表格。

练习 25.A

记录对非需求的性愉悦的反应（感官专注）

这个练习旨在帮助你描述参与非需求的性愉悦活动（通常也被称作“感官专注”）时的想法和感受。练习不需要描述活动的所有方面——你可以参考关于人类性行为的书籍，其中描述了这种旨在减少抑制、对性厌恶脱敏、增加性唤起并提升性愉悦的标准的性互动方式。许多关于人类性行为的书籍都有对这种练习的描述［如《重燃欲望：帮助低性和无性婚姻的逐步计划》（*Rekindling Desire: A Step-by-Step Program to Help Low-Sex and No-Sex Marriages*, McCarthy and McCarthy; Brunner-Routledge, 2019）或《性的重建：解决性问题，让你们的关系恢复活力》（*Resurrecting Sex: Resolving Sexual Problems and Rejuvenating Your Relationship*, Schnarch; HarperCollins, 2003）］。治疗师也可能会建议你参考特定的资源手册，以获得非需求性愉悦练习的具体内容。

参与非需求性愉悦练习最重要的一步就是处理练习引发的感受，并坦诚地与你的伴侣分享。在你们就如何开展性愉悦练习达成一致并为此确定时间表后，请在表格的问题 1 中记下你们将共同采取的步骤。在执行练习的每个步骤时，伴侣双方都应该独立完成问题，并将表格带回联合会谈进行回顾和处理。

1. 概述在非需求的性愉悦练习（感官专注）中，你们需要执行的四个步骤。（伴侣双方共同完成这个部分。）

   A. ____

   ____

   B. ____

   ____

   C. ____

   ____

   D. ____

   ____

练习 25.A

《想法和感受日记》

第一步（执行日期：____________________）

1. 描述练习开始前你的想法和感受。

   对于这个练习：

   ____

   对于你的伴侣：

   ____

2. 描述练习进行时你的想法和感受。

   对于这个练习：

   ____

   对于你的伴侣：

   ____

3. 这个练习最好的方面是什么？

   ____

   ____

4. 什么会使练习体验变得更好？

   ____

   ____

5. 在愉悦练习的这一步中，你收获了什么？

   ____

   ____

6. 评估你在这个练习中的性唤起程度。

1	2	3	4	5	6	7
无						非常高

7. 你在多大程度上准备好进入愉悦练习序列的下一步了？

1	2	3	4	5	6	7
没准备好						完全准备好了

第二步（执行日期：____________________）

1. 描述练习开始前你的想法和感受。

   对于这个练习：

   ____

   对于你的伴侣：

   ____

2. 描述练习进行时你的想法和感受。

   对于这个练习：

   ____

   对于你的伴侣：

   ____

3. 这个练习最好的方面是什么？

   ____

   ____

4. 什么会使练习体验变得更好？

   ____

   ____

5. 在愉悦练习的这一步中，你收获了什么？

   ____

   ____

6. 评估你在这个练习中的性唤起程度。

1	2	3	4	5	6	7
无						非常高

7. 你在多大程度上准备好进入愉悦练习序列的下一步了？

1	2	3	4	5	6	7
没准备好						完全准备好了

第三步（执行日期：____________________）

1. 描述练习开始前你的想法和感受。

   对于这个练习：

   ____

   对于你的伴侣：

   ____

2. 描述练习进行时你的想法和感受。

   对于这个练习：

   ____

   对于你的伴侣：

   ____

3. 这个练习最好的方面是什么？

   ____

   ____

4. 什么会使练习体验变得更好？

   ____

   ____

5. 在愉悦练习的这一步中，你收获了什么？

   ____

   ____

6. 评估你在这个练习中的性唤起程度。

1	2	3	4	5	6	7
无						非常高

7. 你在多大程度上准备好进入愉悦练习序列的下一步了？

1	2	3	4	5	6	7
没准备好						完全准备好了

第四步（执行日期：____________________）

1. 描述练习开始前你的想法和感受。

   对于这个练习：

   ____

   对于你的伴侣：

   ____

2. 描述练习进行时你的想法和感受。

   对于这个练习：

   ____

   对于你的伴侣：

   ____

3. 这个练习最好的方面是什么？

   ____

   ____

4. 什么会使练习体验变得更好？

   ____

   ____

5. 在愉悦练习的这一步中，你收获了什么？

   ____

   ____

6. 评估你在这个练习中的性唤起程度。

1	2	3	4	5	6	7
无						非常高

7. 你在多大程度上准备好进入愉悦练习序列的下一步了？

1	2	3	4	5	6	7
没准备好						完全准备好了

26 医疗问题

治疗师概览

我对医学治疗的感受

练习目标

1. 表达对接受严重或慢性疾病治疗的想法和感受。
2. 探索和识别抗拒治疗的原因。
3. 配合医疗方案，不被动攻击也不主动对抗。
4. 表达对自身医疗状况和治疗需要的接受态度。

本练习可能最适用的其他问题

- 精神质

与来访者一起完成练习的建议

这个练习不仅为来访者提供了自由表达想法和感受的机会，还可以帮助找出他们拒绝配合医疗方案的原因。你需要处理来访者的情绪以及他们抗拒医疗干预的原因。你也可以与医生分享来访者的反馈（在获得必要的授权后），以帮助医生更加了解来访者的想法和感受。医生也可以处理来访者的阻抗，并向他们说明为什么建议他们接受现行治疗方案。

练习 26.A

我对医学治疗的感受

请花几分钟回答下面的问题。你的回答将帮助治疗师更好地了解你对于定期接受医学治疗的想法和感受。

1. 针对目前的疾病，你在服用什么药物？请写出剂量和服用频率。

药物名称	剂量	服用频率
______	______	______
______	______	______
______	______	______

2. 除了服药，你还接受了其他方式的治疗吗？你是否接受了住院治疗？频率如何？

______

______

3. 对于接受治疗，你有什么不喜欢的地方？

______

______

4. 如果不按照建议方案配合治疗，会有什么后果？

______

______

5. 如果你不配合治疗方案，你的家人会有怎样的反应？

______

______

6. 对于治疗，你想对你的医生说什么？

______

______

7. 在目前的治疗中，你觉得自己有多大的发言权或控制权？在你认为最合适的位置标注。

没有　　　　极少　　　　一些　　　　较大　　　　很大

8. 对于接受治疗的感受，你想告诉家人些什么？

____

____

9. 对于配合治疗，你想给自己什么建议？

____

____

治疗师概览

疾病的影响

练习目标

1. 识别医疗状况对情绪、身体和关系的影响。
2. 识别与医疗状况相关的感受。
3. 识别在生病时可以求助或依赖以获得情绪帮助和支持的人。
4. 减少与医疗状况相关的恐惧、焦虑和担忧。

本练习可能最适用的其他问题

- 双相障碍——躁狂
- 精神质

与来访者一起完成练习的建议

这个练习的目的是帮助来访者识别疾病对他们生活的影响，然后鼓励他们表达对严重或慢性疾病的感受。鼓励来访者在治疗过程中向治疗师或在治疗之外向其他家庭成员和信任的人表达这些感受。这个练习还旨在识别来访者可以寻求情绪支持和帮助的关键人物。最后，要求来访者识别应对策略或活动，来帮助应对或管理疾病的症状或影响。

练习 26.B

疾病的影响

在应对严重或长期疾病时，患者表达自己的感受是很重要的。这个练习能帮助你的治疗师、家人和生活中其他重要他人更好地了解你对疾病的感受。请回答下面的问题或条目。

1. 你的疾病是什么？

____

____

2. 你患病多久了？

____

____

3. 用三个形容词描述你的疾病。

____

4. 你对你的疾病有什么感受？在能描述你的感受的词语前面做出标记。可以在空白的地方添加其他感受。

______ 害怕	______ 悲伤	______ 生气
______ 紧张	______ 无助	______ 愤怒
______ 担心	______ 无望	______ 沮丧
______ 迷惑	______ 陷入困境	______ 内疚
______ 信心不足	______ 另类	______ 孤单
______ 自卑	______ 尴尬	______ 冷漠（不在乎）
______ 冷静	______ 满足	______ 愤怒
______ ____________	______ ____________	______ ____________

5. 你对你的疾病最大的担心和忧虑是什么？

____

6. 你的感受和压力对你的疾病有什么影响?

7. 谁能理解你对疾病的感受(例如，父母、伴侣、兄弟姐妹、医生、朋友)?

8. 你认为你的伴侣或家人对你的疾病有什么感受？你的疾病如何影响你们的关系?

9. 你认为你的朋友如何看待你和你的疾病？你的疾病如何影响你们的关系?

10. 应对疾病时，你可以寻求谁的情感帮助和支持?

11. 你的疾病造成了哪些限制?

12. 你对自己因疾病受到的限制有什么感受?

13. 描述在患病的情况下，你仍拥有的优势、兴趣和能力。

14. 在学着应对和管理与疾病相关的情绪时，你发现了哪些有帮助的应对策略或活动（例如，写作、聊天、注意转移、祈愿、冥想）？

____

____

27 强迫及相关障碍

治疗师概览

打断强迫思维 / 强迫行为

练习目标

1. 确定并执行一套日常惯例来打断当前的强迫模式。
2. 减少强迫思维和强迫行为的干扰或持续时长。
3. 保持稳定的日常功能水平，将强迫思维和强迫行为的干扰降到最低。

本练习可能最适用的其他问题

- 焦虑
- 抑郁——单相

与来访者一起完成练习的建议

这种干预旨在通过让来访者执行一项不愉快的工作或任务来打断强迫思维或强迫行为。练习包括三个部分。来访者首先要确定三到五项可以在强迫思维或强迫行为出现时实施的不愉快的工作或任务。与来访者一起头脑风暴，列出可以在各种环境下（例如，家里、学校、工作场所）执行的各种令人不快的任务。如果来访者表达了对执行这种非常规干预的阻抗，请向他们解释干预的目的。接下来，练习的第二部分要求来访者在至少 1 ～ 2 周后评估干预的有效性。最后，来访者要确定可以对干预进行的调整。鼓励来访者与咨询师讨论所有可能的调整。

练习 27.A

打断强迫思维 / 强迫行为

这个练习的目的在于通过执行一项不愉快的工作或任务，来降低强迫思维或强迫行为发生的频率和强度。我们明白，这种方法看起来很不寻常，因为大多数人并不愿意执行不愉快的任务。然而，我们期待，通过定期执行这些不愉快的任务，你能获得回报——体验到强迫思维或强迫行为的减少（从长期来看，强迫思维或强迫行为会更令人不快或带来更多焦虑）。

这个练习包括三个部分。第一部分是创建清单，列出你在家、在工作场所、在学校（如果你是学生）等场景可以执行的令人不快的任务。第二部分涉及评估干预的有效性。第三部分旨在确定需要对干预措施做出的调整。

确定不愉快的工作或任务

请花一点时间思考，在强迫思维或强迫行为出现时，你仍能完成的不愉快的工作或任务。随时与你的治疗师、伴侣、家人、朋友或工作中的同事交流你能完成的各种任务。这项任务不需要耗费时间，但本质上是令人不快的，这样它就能打断你的强迫思维或强迫行为。这种任务的例子包括但不限于：清扫车库、除草、清洗马桶或打扫浴室的不同位置、剥除房间的壁纸（这可以在一段时间内完成）、对你讨厌的同事或同学表现出善意、与你讨厌的人进行简短的闲聊。

你需要创建包含三到五个不愉快任务的清单，因为你不能在不同的情境中一直执行同一个任务。比如，工作时很难打扫浴室。并非所有工作或任务在每种情境或情况下都能实现。请记住，有些日子会比其他日子更好。如果你在某一天退步了，或者强迫思维 / 强迫行为的频率有所提高，也请不要灰心。

1. 你可以执行的打断强迫思维或强迫行为的不愉快任务有哪些（三到五个）？（如果你愿意，请随时在本页的背面添加更多的工作或任务。）

   A. ____

   B. ____

   C. ____

D. ______________________________

E. ______________________________

2. 回看清单后，你认为在以下场景中哪些任务是最有效的？

在家：

____

____

在学校或工作场所：

____

____

在公共场所：

____

____

评估干预的有效性

在完成不愉快工作或任务 1 ～ 2 周后，回答下面的问题。

1. 当开始出现强迫思维或强迫行为时，你完成不愉快工作或任务的比例是多少？

__ 0%～20% __ 20%～40% __ 40%～60% __ 60%～80% __ 80%～100%

2. 如果你无法坚持执行不愉快的工作或任务（完成率低于 60%），那么哪些压力源或因素会干扰你执行不愉快工作或任务的能力？

____

____

3. 总体而言，不愉快的工作或任务在打断或管理强迫思维或强迫行为方面有多成功？

1	2	3	4	5	6	7
完全不成功			没有改变			非常成功

4. 哪些不愉快的工作或任务有助于打断你的强迫思维或强迫行为？

____

____

5. 哪些不愉快的工作或任务在打断你的强迫思维或强迫行为方面没有效果？

____

____

6.（选答）哪些压力事件干扰了干预的有效性，并使症状出现的频率提高？

____

____

____

____

干预的调整

1. 在评估进程后，你会对干预进行什么改变或调整？

   A. ______________________________

   B. ______________________________

   C. ______________________________

   D. ______________________________

   E. ______________________________

2. 有哪些你能完成的降低强迫思维或强迫行为频率的其他不愉快工作或任务？列出三到五个（同样，随时与你的治疗师、家人、朋友交流）。

   A. ______________________________

   B. ______________________________

   C. ______________________________

   D. ______________________________

   E. ______________________________

治疗师概览

利用想法暂停技术

练习目标

1. 识别引发焦虑和干扰正常功能的强迫思维。
2. 运用想法暂停技术降低强迫思维的频率。
3. 评估减少强迫思维和伴随焦虑的有效性。
4. 降低强迫障碍的频率、强度以及时长。

本练习可能最适用的其他问题

- 焦虑
- 进食障碍与肥胖

与来访者一起完成练习的建议

想法暂停是减少强迫性反刍的一种简单而有效的方法。在布置练习作业前，你可能需要和来访者一起回顾想法暂停技术的关键要素，并在咨询室练习。在下一周回顾来访者的执行情况，如果有必要，可以对技术进行调整以提升有效性。你可能想要加上一个元素，让来访者在喊出“停”的时候，弹一下手腕上的橡皮筋。

练习 27.B

利用想法暂停技术

强迫思维频繁且规律地重复出现会让人非常沮丧，并干扰正常功能。你可能被这些想法占据，因此无法关注其他问题。这些反复出现的想法还可能引起严重的焦虑，通常与担心发生有害或令人尴尬的事件有关。为了应对强迫思维并减少其引发的焦虑，一个简单而有效的方法就是想法暂停技术。这个练习将引导你执行这个技术并评估它的有效性。

1. 列出规律出现并干扰你正常功能的强迫思维。

 ____

 ____

2. 评估强迫思维对你日常生活节奏的干扰程度。

1	2	3	4	5
非常强烈且频繁				没有干扰

3. 列出三个积极的、令人平静的场景，你可以将它们放在脑海里代替强迫思维（例如，一个人在温暖的沙滩上晒太阳，或日落时分在平静的湖面垂钓）。

 场景 1：

 ____

 ____

 场景 2：

 ____

 ____

 场景 3：

 ____

 ____

4. 在接下来的一周，每当强迫思维出现的时候，不发出声音，在脑海里对自己喊“停”。想象一个巨大的红色交通标志，然后开始思考之前的问题中提到的平静的场景，同时深呼吸并放松紧张的肌肉。每天评估执行这个技术并成功停止和代替强迫思维的程度。

第一天

1 2 3 4 5

不成功 非常成功

第二天

1 2 3 4 5

不成功 非常成功

第三天

1 2 3 4 5

不成功 非常成功

第四天

1 2 3 4 5

不成功 非常成功

第五天

1 2 3 4 5

不成功 非常成功

第六天

1	2	3	4	5
不成功				非常成功

第七天

1	2	3	4	5
不成功				非常成功

5. 在实践这个技能 1 周后，再次评估强迫思维对你日常生活节奏的干扰程度。

1	2	3	4	5
非常强烈且频繁				没有干扰

6. 描述实践这项练习（包括其中的平静场景和肌肉放松）带来的焦虑减少的结果。评估你体验到的焦虑减少的程度。

1	2	3	4	5
焦虑未减少				焦虑显著减少

治疗师概览

降低强迫行为的强度

练习目标

1. 识别强迫行为及其非理性基础。
2. 开发和实施现实的自我对话技巧，以降低强迫行为发生的频率。
3. 发展并执行一种日常仪式，来打断当前的强迫行为模式。
4. 增强对强迫行为仪式的控制意识，并降低其频率。

本练习可能最适用的其他问题

- 进食障碍与肥胖
- 物质使用

与来访者一起完成练习的建议

通常来说，在接受治疗时，强迫障碍患者会认为无法控制自己的行为模式和思考模式。这项练习旨在提高他们的控制意识并降低强迫行为发生的频率。在布置作业之前，你可能需要和来访者一起复习练习的主要内容，帮助他们理解积极的自我对话和行为中断原则。回顾执行的情况，根据需要对治疗技术进行必要的调整。

练习 27.C

降低强迫行为的强度

强迫行为是重复的和有意的行为，是对强迫思维的反应或是遵循不寻常的规则而做出的。它们通常被用来中和不适感以及预防未来可怕的情况。强迫行为模式与它们旨在中和或预防的东西没有任何实际联系。这项练习将帮助你检查强迫行为模式，并提供了两种强大的技术来增加你对强迫行为的控制，降低它们发生的频率。

1. 列出你频繁、重复出现的强迫行为。

____

____

____

2. 评估你认为自己对这些强迫行为的控制程度。

1	2	3	4	5
无法控制				完全控制

3. 描述你为什么认为这些重复行为是有利的（例如，感到放松、感觉不那么焦虑或担心、让我不再想它）。

____

____

____

4. 评估一下你认为自己的强迫行为有多合理（例如，这些行为合理吗？真的能让你安心吗？有意义吗？）。

1	2	3	4	5
荒谬且不合理				很合理

5. 积极、现实的自我对话可以有效地抵消执行强迫行为的冲动。浏览下列自我对话信息，写出你认为对你有效的所有其他信息。

A. 这个行为是不合理的，我不会这么做。

B. 我可以克制这种冲动，它最终会消失。

C. 我可以对这种冲动进行理性思考并采取理智的行动。

D. 实施这个行为后焦虑的感受会回来，所以我不会这么做。

E. 如果运用放松技术，我会平静下来。

F. 我会想象一个愉悦、平静的场景，直到冲动消失。

G. 我会把我的注意力放在另一项任务上，这样冲动就会消失。

H. ______________________________

I. ______________________________

6. 从上面的清单中，选出两三个你认为对你最有效的自我对话信息。把对应的字母写在下面。

__________ __________ __________

7. 发展和执行一种打断当前强迫行为的仪式通常是有效的。这种仪式是强迫行为的替代品，但你能更直接地控制它。描述当实施强迫行为的冲动变得强烈时，你可以开展的两三种行为（例如，用吸尘器打扫房间、散步或锻炼、给朋友打电话、写日记）。

A. ______________________________

B. ______________________________

C. ______________________________

8. 在下一周，使用积极的自我对话和仪式行为干扰来降低强迫行为的发生频率。评估执行的成功程度。

第一天

1	2	3	4	5
不成功				非常成功

第二天

1	2	3	4	5
不成功				非常成功

第三天

1	2	3	4	5
不成功				非常成功

第四天

1	2	3	4	5
不成功				非常成功

第五天

1	2	3	4	5
不成功				非常成功

第六天

1	2	3	4	5
不成功				非常成功

第七天

1	2	3	4	5
不成功				非常成功

9. 在实施认知和行为控制技巧后，请评估你认为自己对这些强迫行为的控制程度。

1　　2　　3　　4　　5

无法控制　　　　完全控制

28 阿片类物质使用障碍

识别思维和情绪

练习目标

1. 学习如何识别和标记治疗针对的情绪。
2. 识别与情绪相关的思维。
3. 更好地理解情绪产生的原因。
4. 学习如何以治疗的方式处理这些思维和情绪。

本练习可能最适用的其他问题

所有以情绪识别和调节为目标的章节，包括以下内容：

- 愤怒
- 双相障碍——抑郁
- 所有焦虑障碍相关章节
- 抑郁——单相

与来访者一起完成练习的建议

此练习可以使用心理教育帮助来访者理解认知评估（反映在自我对话中）如何引发情绪反应。了解这一模型通常是认知重构的第一步。治疗师将利用此练习的结果，引导来访者识别评估反映出的认知偏差，这些偏差将成为认知重构的目标。治疗中的常见情绪常常伴随着自我对话，在其中寻找以下常见的“主题”和

“偏差”将非常有帮助：

情绪：焦虑

主题：“可能会发生一些糟糕/可怕的事情，而我无法预防/应对/处理它。”

可能的偏差：高估“坏事”发生的概率和/或严重低估自己应对或处理实际情况的能力。

情绪：悲伤

主题：“我/他们/这件事是无望的/无价值的/不可能的/毫无意义的。”

可能的偏差：对自我、他人、过去和/或未来的全面、过于笼统且消极的看法。

情绪：愤怒

主题：“我对某件事有期望，但这一期望没有得到满足。”

可能的偏差：要求过高、僵化的期望与现实不符，缺乏对期望对象的灵活调整或包容。

情绪：内疚

主题：“我为自己设定了标准，但未能达到。”

可能的偏差：设定不切实际、僵化或过于严苛的自我标准。

在完成这一练习后，通常的步骤是引导来访者探究这些想法的正确性或错误性，检视支撑它们的潜在假设和/或信念，进而产生可以纠正明显偏见的替代性自我对话和信念，并通过行为实验来检验带有偏见的预测与替代预测之间的差异。

练习 28.A

识别思维和情绪

要更好地理解并最终管理情绪反应，一个重要的初始步骤是认识到情绪会在很大程度上受到我们对某一情境的“感知方式”的影响。本练习将帮助你与治疗师理解你的经历中思维与感受之间的联系，从而为学习如何管理情绪打下基础。

在本练习中，你需要在《思维和情绪记录表》中记录三到四次你们关注的目标情绪的明显体验。应尽量在觉察到该情绪后立即填写，因此你可能需要随身携带表格（纸笔或手机）以便及时记录。

在记录表中，你会看到需要记录的四类信息，依次为：

第一，“情绪”。你需要用一个词来描述自己所体验的情绪，例如焦虑、紧张、恐惧、悲伤、恼怒、沮丧、愤怒、内疚等。在示例中，该情绪是“愤怒”。

第二，评估情绪的“强度”。在 1—10 的范围内，10 代表情绪最强烈。在示例中，该情绪的强度为 7。

第三，填写“情境”。即你对什么产生了情绪反应，可能是一位特定的人、一件事或一个环境。在示例中，记录人对开车时被后车紧跟这一情境产生了情绪反应。

第四，在“自我对话”部分记录你的想法。具体方法是：想象自己在观看一段影片，逐帧回放情境，在情绪出现之前的一帧停下，接着播放情绪出现的那一帧，问自己：“情绪刚要出现的那一刻，我心里对自己说了什么？”就像给漫画对话框填词一样，原原本本、不加修饰地记录当时脑海里的想法。在示例中，当事人在后视镜里看到有人紧贴车尾时，对自己说：“离我的车尾远一点，你个傻瓜！”

从现在开始，到下一次治疗之前，尽量记录三到四次你明显体验到问题情绪的情境，并分别填写情绪、强度、情境和自我对话这四个项目。完成后，请在下一次治疗时带上这份记录表，与治疗师讨论。

练习 28.A

《思维和情绪记录表》

示例

情绪：愤怒　　强度（1—10）：7

情境（我对什么产生了反应？）

有个人在我开车经过家附近的路时，紧跟在我后面。

自我对话（在体验到情绪之前，我对这个情境说了什么？）

“离我的车尾远一点，你个傻瓜！”

实例 1

情绪：________　　强度（1—10）：______

情境（我对什么产生了反应？）

____

自我对话（在体验到情绪之前，我对这个情境说了什么？）

____

实例 2

情绪：________　　强度（1—10）：______

情境（我对什么产生了反应？）

____

自我对话（在体验到情绪之前，我对这个情境说了什么？）

____

实例 3

情绪：________　　强度（1—10）：______

情境（我对什么产生了反应？）

____

自我对话（在体验到情绪之前，我对这个情境说了什么？）

____

实例 4

情绪：________　　　强度（1—10）：______

情境（我对什么产生了反应？）

____

自我对话（在体验到情绪之前，我对这个情境说了什么？）

____

探讨改变动机

练习目标

1. 诚实回答关于当前准备做出改变的问题，这些变化是在治疗过程中识别的。
2. 列出改变的收益和成本。
3. 与治疗师讨论练习的结果。

本练习可能最适用的其他问题

所有涉及来访者在面对治疗性变化的挑战时，是否准备好改变的问题，包括以下情况：

- 愤怒控制问题
- 焦虑
- 双相障碍——抑郁
- 抑郁——单相
- 物质使用

与来访者一起完成练习的建议

本练习是对影响改变动机的因素进行的初步评估，这些因素通常在动机式访谈中进行评估和策略性干预。该练习的结果能够帮助了解来访者当前的改变阶段，识别可能帮助改变语言和潜在改变的领域以及可能的障碍。表格使用 1—10 的“量尺”来评估重要性、自信心和准备度；来访者要选择一个数字，代表他们对这些维度的自我评估。建议治疗师首先询问为什么评分没有更低，这将引导来访者表达潜在的改变语言，然后跟进引导，即采用动机式访谈的方法。表单还识别了来访者对改变的收益和成本的看法，用于评估“决策平衡”。进一步探索这些信息可以帮助评估来访者如何权衡这些因素，以及当前决策平衡的状态。该练习旨在支持在后续可能的动机式访谈。

练习 28.B

探讨改变动机

有些来访者知道，无论出于何种原因，他们很可能需要改变某些事情，才能改变当前的处境。有些来访者有动机尝试改变。然而，其他来访者也许没有考虑过改变，可能对此感到矛盾或紧张，或者可能在动机上就遇到了困难。本练习要求你完成关于自己准备在治疗中做出改变的问题。为了发挥最大的作用，请你尽可能诚实、完整地回答这些问题。完成表单后，请在下一次治疗时带上它，以便和治疗师讨论。

《我的改变准备度问卷》

（**指导语**）

写下你认为治疗成功必需的改变。

请按照从上到下的顺序逐步完成表单。阅读并回答每个单元格中的问题。

我需要做出的改变：

____

____

请将填写完成的问卷带上，在下次治疗时与治疗师讨论。

重要性量尺

这个改变对你有多重要？（在 0—10 的范围内选择一个数字）

0——1——2——3——4——5——6——7——8——9——10

不重要　　　　　　　　　　　　　　　　　　　　　　　　最重要

自信心量尺

你有多自信能够迈出实现这一改变的第一步？（在 0—10 的范围内选择一个数字）

0——1——2——3——4——5——6——7——8——9——10

没有信心　　　　　　　　　　　　　　　　　　　　　　最有信心

探索决策平衡

列出做出这一改变的收益：	列出做出这一改变的成本：
____________________	____________________
____________________	____________________
____________________	____________________
____________________	____________________
____________________	____________________

准备度量尺

现在，你在多大程度上准备好迈出实现这一改变的第一步？（在 0—10 的范围内选择一个数字）

0——1——2——3——4——5——6——7——8——9——10

没准备好　　　　　　　　不确定　　　　　　　　准备好了

如果你愿意，请在此记录下你在填写本问卷时的所有想法或感受。

治疗师概览

带着慢性疼痛好好生活

练习目标

1. 了解你当前采取的和没有采取的、可能改善或加重疼痛的行动。
2. 确定你当前可以采取的和未来可能采取的行动，以改善慢性疼痛管理和生活质量。
3. 确定你愿意尝试纳入慢性疼痛管理计划的新行动。
4. 开始将新识别的、可能有益的行动融入日常生活。

本练习可能最适用的其他问题

通过改善健康、幸福和生活方式的行动，管理导致生活质量降低的情况，相关章节包括：

- 医疗问题
- 物质使用
- A 型行为
- 职业压力

与来访者一起完成练习的建议

本练习可以支持有关认知、情绪、行为、躯体和社会因素如何影响慢性疼痛体验和管理的心理教育，并说明在这些领域采取有效行动如何改善疼痛管理并提高生活质量。该练习还可以评估当前的行动和可能的新行动，这些行动可以纳入整体的慢性疼痛管理计划。练习要求来访者识别当前正在采取的行动、可能有益但尚未采取的新行动，以及愿意采取的开始改善慢性疼痛应对方式的行动。评估结果还可以用来识别和针对可能需要的技能培训（例如，学习放松训练、实施沟通技巧）。慢性疼痛管理计划的一个总体目标是开始将更多的注意力、努力和精力集中在更令人满意和有益的行为激活上，而不过多关注疼痛及负面后果。可以将愉快和值得追求的行为活动添加到本练习的建议中，以帮助完善整体管理计划。

练习 28.C

带着慢性疼痛好好生活

理解并管理慢性疼痛以最小化其负面影响并提高生活质量，涉及在多个日常生活领域采取行动，这些领域可能对疼痛产生消极或积极影响。这些领域包括身体健康、情绪管理、集中注意力的方式、对疼痛管理的思考方式、日常活动以及与社交网络中的他人的互动。在本练习中，你要探索自己目前在这些领域中正在做的事情，并识别可能愿意尝试的新行动，以改善慢性疼痛的管理并提升生活质量。

本练习需要你完成《疼痛管理活动表》，包括以下三个步骤。

第一，阅读每个项目的建议行动，问问自己是否已经在做这些事情。在当前正在做的行动旁打钩。这些列表并没有穷尽，你可以自由添加适合该项目的行动。

第二，在所有你可能愿意与治疗师探讨的行动（无论第一步是否打钩）旁边标上文字“改”。

第三，将练习结果带到下一次治疗中，与治疗师讨论。

这些行动的总体目标是开始将更多的注意力、努力和精力集中在参与并享受日常生活中更令人满意和有意义的活动上，同时减少耗费在疼痛上的注意力、精力和时间。这并不容易，甚至可能看起来很不自然。但你可以尝试这种方法一段时间，看看它是否能提高你在日常生活中的愉悦感和满足感，改善你降低疼痛对生活的负面影响的能力，并提高你的整体生活质量。

练习 28.C

《疼痛管理活动表》

（指导语）

请在你认为自己目前做得好的行动旁边打钩。

请在所有你愿意考虑或尝试纳入整体疼痛管理计划的行动旁边标上文字“改”（无论上一步是否打钩）。

请将填写完成的表格带到下一次治疗，与治疗师讨论。

项目	改善疼痛管理和生活质量的行动
行为	____ ____我遵循医嘱（例如药物、物理治疗）。 ____ ____我有良好、稳定的睡眠周期和节律。 ____ ____我保持均衡的饮食。 ____ ____我定期参与愉快的或其他有益身心健康的活动。
认知	____ ____我避免将注意力（向内）集中在疼痛上。 ____ ____我经常将注意力（向外）集中在愉快的任务、活动和情境上。 ____ ____我避免对疼痛及其后果产生负面想法。 ____ ____我以积极的方式思考，增强自己的力量和韧性。 ____ ____我对疼痛抱有实际、灵活和接纳的期望。
情绪	____ ____我开展有助于放松的锻炼。 ____ ____我以更放松的方式面对日常生活。 ____ ____我投入活动和关系，并享受这些时光。
社会交往	____ ____我在生活中培养重要关系。 ____ ____我为生活中的重要关系投入足够的时间。 ____ ____我很好地管理生活中带来压力的关系。
躯体	____ ____我定期活动身体。 ____ ____我定期参与身体锻炼。 ____ ____我按时复诊并定期接受物理治疗。

29 惊恐障碍/广场恐惧症

治疗师概览

应 对 卡 片

练习目标

1. 降低惊恐发作的频率、强度和时长。
2. 减少对惊恐症状再次出现而自己无法管理的恐惧。
3. 执行复发预防策略，以管理未来可能出现的焦虑症状。

本练习可能最适用的其他问题

- 焦虑
- 强迫障碍
- 恐惧症
- 社交焦虑

与来访者一起完成练习的建议

这个练习鼓励来访者利用《应对卡片》确定不同的策略，这些策略可以用来降低惊恐发作的频率、强度和时长。指导来访者确定应对策略清单，并把它们写在《应对卡片》上。请来访者将《应对卡片》放在容易拿到的地方，以便在惊恐症状出现时回顾。鼓励来访者使用积极的自我对话或参与令人平静或放松的活动，来帮助控制惊恐发作。治疗师可以指导来访者使用各种减少焦虑的技能（例如：深呼吸，渐进式肌肉放松，重新聚焦，用基于现实的、积极的自我对话替换歪曲的、消极的自我对话，等等）。

练习 29.A

应对卡片

惊恐发作是非常可怕的，尤其是当它十分强烈、“突然出现”的时候。和你一样经历过惊恐发作的人数以百万计，但好消息是它可以被有效控制，或通过减少焦虑的技能得到治疗（例如：深呼吸，渐进式肌肉放松，重新聚焦，系统脱敏，用基于现实的、积极的自我对话替换歪曲的、消极的自我对话）。希望你已经接受过使用其中某些策略或技能的培训。

这个练习需要你使用一张《应对卡片》来控制惊恐发作。在《应对卡片》上写下各种应对技能，提醒自己当惊恐发作出现时可以使用。把《应对卡片》放在容易拿到的地方（例如放在钱包或皮夹里，贴在冰箱或便签板上），这样当你感到焦虑或有压力的时候方便回顾。建议至少记录五种不同的应对策略，以便在不同的时期使用。我们鼓励你写下多种策略，因为没有单一的应对策略在任何时候或任何情况下都能成功。《应对卡片》上列出的策略越多，你就越有可能找到适用于特定压力事件或情境的策略。记住，不同的人在不同的时间适用的策略也不同。

下面是一些不同的策略，你可以记录在《应对卡片》上。和你的治疗师交流哪种策略最适合你的情况或个性特征。

1. 与焦虑共处，不要与之对抗

告诉自己：与焦虑共处，不要与之对抗。当你肌肉紧张、动作变得狂乱，并产生诸如“为什么这发生在我身上”的表达时，你就知道你正在与惊恐发作斗争。记住，和焦虑对抗通常只会提高惊恐发作的频率。

2. 用基于现实的、积极的自我对话替换歪曲的、消极的自我对话

当惊恐症状出现时，使用积极的自我对话是有帮助的。下面是一些积极自我对话的例子，当惊恐发作时，你可以对自己说：

- “调整你的呼吸，放慢你的身体动作。”
- “你可以控制这种惊恐。”
- “这种惊恐不会永远持续下去。”或者“它会走的。”
- “你以前也经历过其他惊恐发作。”

- “停下你手里的事，休息几分钟。”

我们鼓励你与治疗师讨论可以使用哪些具体的自我对话来管理惊恐。

3. 重新聚焦

通常，这有助于将你的注意力重新集中到平静的活动上，帮助你减少焦虑。当你进行这些平静的活动时，要放松身心。平静或放松的活动包括：

- 散步
- 弹吉他、弹钢琴或者演奏其他乐器
- 种花草
- 针织或钩编
- 玩电子游戏
- 唱你最喜欢的歌
- 跳舞

4. 深呼吸和渐进式肌肉放松

我们强烈建议你运用深呼吸或渐进式肌肉放松来帮助放缓身体，减轻压力。如果你不熟悉这两种方法，可以请治疗师提供帮助。

5. 在《应对卡片》上记录策略

在回顾清单上的各种策略并与治疗师交流之后，请在《应对卡片》上记录至少五种不同的策略（你可以把它们写在索引卡上或下面的表格里）。

《应对卡片》

以下是可用来控制惊恐的策略列表。

1. ____________________
   ____
2. ____________________
   ____
3. ____________________
   ____
4. ____________________
   ____
5. ____________________
   ____
6. ____________________
   ____
7. ____________________
   ____

治疗师概览

管理我的惊恐发作经历

练习目标

1. 识别惊恐发作严重程度的变化。
2. 识别诱发惊恐发作的想法或经历。
3. 注意其他人对惊恐发作经历的强化反应。
4. 追踪惊恐发作应对策略的有效性。
5. 降低惊恐发作的频率、强度和时长。

本练习可能最适用的其他问题

- 焦虑
- 恐惧症
- 社交焦虑

与来访者一起完成练习的建议

在全面回顾和讲授应对策略后，可以和来访者一起使用此评分表。来访者熟悉这些应对策略（例如：放松，深呼吸，积极的自我对话，注意转移，行为替代，认知重构）后，就可以使用评分表来追踪执行情况，以及使用这些技能降低惊恐症状的严重程度的成功性。向来访者提供七份复印件，以便每天填写一份，来评估惊恐经历和康复进度。还应提醒来访者监测触发惊恐体验的内部和外部刺激。

练习 29.B

管理我的惊恐发作经历

复印此表格，并针对每次的惊恐经历回答问题。

焦虑量尺

0	10	20	30	40	50	60	70	80	90	100
无		轻度			中度		中重度			重度

1. 在 0—100 的范围内，你会用哪个数字来评估你在惊恐发作期间的总体焦虑程度？

____

2. 你经历过哪些惊恐症状？

____

____

3. 你的惊恐发作大概会持续多久？

____

4. 惊恐发作前不久，你遇到了什么问题或压力事件？

____

____

____

5. 在惊恐发作前不久，你有什么焦虑或消极的想法？

____

____

____

6. 在惊恐发作期间和之后，你的家人、朋友或其他人有什么反应？

____

____

____

7. 你使用过什么策略来应对你的焦虑？

____

____

____

8. 这些策略在帮助你控制焦虑方面有什么帮助？

____

____

____

9. 如果以后再次遭遇惊恐发作，你会有什么不同的做法？

____

____

____

30 偏执观念

对照现实检查怀疑

练习目标

1. 表达对“恐惧或怀疑可能会变得不合逻辑”的理解。
2. 根据以往经历、他人的看法和逻辑来对照和检查怀疑。
3. 承认某些个人的恐惧或怀疑是不合理的。
4. 减少对周围人的警惕和怀疑，表现出更放松、信任和开放的互动。

本练习可能最适用的其他问题

- 亲密关系冲突
- 精神质
- 睡眠失调
- 社交焦虑

与来访者一起完成练习的建议

如果来访者的偏执症状很严重，并且不愿意挑战自己的信念，那么你必须非常积极地提供帮助。回顾练习的每一个步骤，帮助来访者检查既往经历、他人看法和逻辑的矛盾证据，逐步放弃不合理的信念。

练习 30.A

对照现实检查怀疑

当恐惧没有被现实检验时，它的强度和范围就会扩展。如果我们独自思考恐惧，就会使恐惧变得不理智、不合理、不合逻辑。在黑暗、安静和孤独的午夜，担忧萦绕在你的脑海，你会感到更焦虑，这是很常见的。而当白昼来临，人们可以与他人分享自己的担忧时，负担似乎减轻了。我们会重新获得现实的视角。

你可以用这个练习来检查那些让你困扰以及干扰你的信任、平静和幸福的恐惧和怀疑。从不同的角度检查你对现实的怀疑。

1. 通过思考你与怀疑的人或其他对象打交道的历史，来检查你的恐惧/怀疑。总的来说，你是否得到了公平、合理、尊重、友好的对待？

____

____

2. 通过写出你与怀疑的人或其他对象打交道的历史，来检查你的恐惧/怀疑。总的来说，你是否得到了公平、合理、尊重、友好的对待？

____

____

3. 通过写出他人如何看待被你怀疑的人或其他对象，来检查你的恐惧/怀疑。询问其他人是否与你有相同的想法，并记录他们的回答。

____

____

4. 通过思考你的恐惧是否合乎逻辑、理性、合理，来检查你的恐惧/怀疑。你会承认你的怀疑是不理智的，应该摒除或修正吗？

____

____

31 养育

治疗师概览

学习像团队一样做父母

练习目标

1. 父母双方分别确定自己为人父母的优点和缺点。
2. 父母双方分别确定另一半为人父母的优点和缺点。
3. 承认子女教育存在弱点的领域，并在这些领域寻求帮助。
4. 父母双方分别确定自己在育儿过程中支持另一半的方式。
5. 安排一系列家庭活动，以加强联系、增进和谐。
6. 达到称职、有效的育儿水平。

本练习可能最适用的其他问题

- 家庭冲突

与来访者一起完成练习的建议

鼓励父母双方独立完成这个练习的第一步，再以讨论的形式与对方分享结果。当他们努力提高养育子女的能力时，鼓励他们向你寻求他们需要的特定种类的帮助。强化他们作为育儿团队成员相互支持的努力。鼓励他们让孩子们参与进来，寻找能够促进家庭联系的活动。

练习 31.A

学习像团队一样做父母

养育子女是一项艰难的任务，需要父母之间的恰当沟通以及良好配合和一致性。每个人都是独特的个体，带着自身的优缺点承担着养育子女的任务。要成为一个有效的育儿团队，你要在伴侣的弱势领域帮助他，而伴侣也要在你的弱势领域帮助你。你们双方要在各自的优势领域支持对方。这个练习是为了帮助你识别你的优缺点，并描述如何与伴侣相互支持，从而成为一个更强大的育儿团队。这个练习还要求你开展更多的家庭活动，以增进家庭成员之间的联系感，并促进作为家庭领袖的父母之间的和谐。

1. 父母双方分别列出自己在养育子女方面的三到五个优点（例如：和孩子玩耍，让孩子做作业）和缺点（例如：没有执行规则，没有和孩子交流，没有在育儿方面支持伴侣）。接着列出伴侣的三到五个优缺点。在没有和伴侣商量的情况下填写清单。创建完清单后，将内容转写到此页面。

妈妈的清单

自己的

优点	缺点
______________________	______________________
______________________	______________________
______________________	______________________

伴侣的

优点	缺点
______________________	______________________
______________________	______________________
______________________	______________________

爸爸的清单

自己的

优点	缺点
______	______
______	______
______	______

伴侣的

优点	缺点
______	______
______	______
______	______

2. 在与对方分享你的清单后，讨论并描述，为了提升作为一个团队的育儿能力，你们需要从咨询师或治疗师那里获得什么帮助。

______

______

3. 你希望对方作为父母如何支持你？列出三种方式（例如：我管教孩子时加入我，当我心烦的时候帮我平静下来，当我沮丧的时候倾听我）。

妈妈的愿望

A. ______

B. ______

C. ______

爸爸的愿望

A. ______

B. ______

C. ______

4. 在家庭会议上，列一张家庭成员们喜欢一起做的活动清单。

________________ ________________

________________ ________________

________________ ________________

5. 选择在接下来的两周中，每周要执行的两项活动。安排出所有人都能参与的日期和时间。

第一周 活动 1：________________

日期 / 时间：________________

活动 2：________________

日期 / 时间：________________

第二周 活动 1：________________

日期 / 时间：________________

活动 2：________________

日期 / 时间：________________

6. 描述自己和其他家庭成员对家庭活动日程安排的反应。

____

____

____

____

治疗师概览

养育的两面

（为人子女和为人父母）

练习目标

1. 达到称职、有效的育儿水平。
2. 让来访者意识到自己为人子女时的想法和感受。
3. 识别并解决与来访者童年时期被养育的方式有关的问题。

本练习可能最适用的其他问题

- 愤怒控制问题
- 童年创伤
- 创伤后应激障碍
- 物质使用

与来访者一起完成练习的建议

在开展此练习的过程中，有两方面的心理教育内容需要谨记。第一，让来访者意识到父母对孩子的爱和孩子对父母的爱都是一种给予，我们关注来访者是如何被养育的，以及他对这段经历的感受和看法。大多数人都不会去审视这段经历——除非它实在是过于糟糕，但我们会因此错过和忽视一些关键信息和洞察。第二，随着练习的完成，我们需要在接下来的一周进行回顾，因为打开这些领域的大门通常会引出来访者更多的回忆。在很多情况下，如果不持续跟进，就会遗漏这些回忆。

练习 31.B

养育的两面

（为人子女和为人父母）

为人父母是一件很重要的事情，在大多数情况下，这会促使我们开始思考我们将会成为怎样的父母，并回顾自己是如何被养育成人的。这个练习是为了扩大我们对养育和被养育的洞察，而不是寻找问题。这个练习试图超越并深入探索父母对孩子的爱。父母双方都要单独完成这个练习。

为人子女

1. 总的来说，我认为我的童年：(圈出一个词)

开心 / 无忧无虑	好	比其他人好	还不错
不开心	混乱	不愉快	糟糕

简要解释：

____

____

2. 我的父母是：(圈出两个适合妈妈的，两个适合爸爸的)

严格的	随和的	被动的	控制的
冷淡的	刻薄的	消极的	忧虑的
公平的	旁观的	令人崇拜的（不会出错）	严厉的

简要解释：

____

____

3. 在我成长的过程中，家里的主要家长是：

爸爸　　　　妈妈　　　　继父和继母

简要解释：

____

____

4. 你知道父母是怎么被养育的吗？

爸爸：

____

____

妈妈：

____

____

5. 他们是如何管教你和 / 或纠正你的？

幼年时期：

____

____

青少年时期：

____

____

6. 基本的家规是什么？

____

____

7. 父母的敏感话题分别是什么？

妈妈：______________________________

爸爸：______________________________

8. 你喜欢他们养育中的哪方面？

____

____

9. 你希望他们在哪方面做得不同？

____

____

10. 你的父母是否经常表扬你或认可你所做的事情？

经常　　有时　　偶尔　　很少　　从不

为人父母

1. 成为父母的感受和想法是什么？

2. 你的担心、忧虑和/或害怕是什么？

3. 现在，你为人父母的感觉如何？

4. 作为父母，你觉得自己做得好的地方是哪里？

5. 对于养育子女，你希望在哪些方面做得更好？

6. 描述你的养育方式中与你父母类似的一个方面。

7. 描述你父母做过而你有意识地不去做的一件事。

8. 你会用什么方法管教和/或纠正你的孩子？频率如何？

9. 你会经常表扬孩子或认可孩子所做的事情吗？

经常　　有时　　偶尔　　很少　　从不

10. 完成下面的句子：

当我成为父母，我绝不会____

____

____

治疗师概览

在养育中使用强化原则

练习目标

1. 父母学习一些行为矫正的基本方法。
2. 父母学会写出明确的、针对具体行为的、有积极指导意义的规则。
3. 父母更多地关注遵守规则的行为，并为孩子培养一套积极的强化方式。
4. 父母学会以冷静、克制、合理、聚焦行为、尊重的方式应对违规行为，并确定潜在的逻辑后果清单。
5. 有效管理孩子具有挑战性的问题行为。

本练习可能最适用的其他问题

- 愤怒控制问题
- 家庭冲突
- 亲密关系冲突

与来访者一起完成练习的建议

父母会发现很难用行为特定的语言表达期望，治疗师也是如此。在确定规则时，我们必须耐心地引导和塑造他们的行为。另外，要注意一些未被提及但实际上对家庭的和谐非常重要的潜规则。利用咨询会谈来回顾清单，并通过模仿学习或角色扮演积极强化遵守规则的行为。注意某些违规行为的负面后果，虽然与“犯罪”无关，但太过持久。

练习 31.C

在养育中使用强化原则

在以下条件下，规则最容易被遵守：规则尽可能少；描述清晰且正向；遵守规则会得到奖励；违规行为要么被忽略（轻度违规），要么得到迅速、简短、不过分严厉的处理，聚焦于行为而不是儿童，并且在某种程度上与被违反的规则有关。这项练习可以帮助你思考给孩子确定怎样的规则，以及他们遵守或违背规则的后果是什么。

思考、讨论并写出你认为孩子最需要遵守的四条家庭规则。尽量简洁明了，避免造成误解，让孩子以为你对他们有额外的期望。另外，一定要以可观察的形式和正向的方式来表述。例如：

例 A

糟糕的规则：约翰尼必须停止给妹妹制造这么多麻烦。

更好的规则：约翰尼不能干涉妹妹，要温柔而有礼貌地和她说话，并允许妹妹看完电视节目后再换到自己喜欢的频道。

例 B

糟糕的规则：约翰尼必须更认真地对待学业，对家庭作业也更负责。

更好的规则：约翰尼必须准时准点地去上课，及时完成并上交每一次作业，遵守课堂纪律，保持每晚至少 1 小时的安静学习时长，成绩不能低于 C-。

例 C

糟糕的规则：当约翰尼被禁止做某项活动或必须停止正在做的某项活动时，他不能勃然大怒。

更好的规则：当约翰尼被告知他可以做或不可以做什么时，他必须冷静而尊重地接受父母或老师的限制，在 30 秒或更短的时间内完成要求。

四条最重要的规则

1. ____

____

2. ____

____

3. ____

____

4. ____

____

当孩子遵守规则时，人们很容易认为这是理所当然的而不去肯定他们。但是当目标是建立自尊、增加顺从、减少与权威的冲突时，我们建议积极关注遵守或顺从行为。无论何时何地发生，找到奖励顺从行为的方法。奖励不一定要复杂、昂贵，甚至不需要是实物。奖励可以很简单，比如一句“谢谢，我很感激”或者在背后亲切地一拍。有时，我们可以适当地停下来谈谈，当规则得以遵守、尊重得以体现、冲突降到最低时，对每个人来说有多么愉快。有些奖励可以更具体，比如一件小礼物、一顿最喜欢的饭、一次特别的出游、一项特权或者在他们的枕头上留下的感谢信。

现在，列出五种方法，用来表达对孩子遵守规则的积极认可。

1. ____

____

2. ____

____

3. ____

____

4. ____

____

5. ____

____

显然，任何一个孩子都不可能在 100% 的时间里遵守规则。对于父母来说，决定如何有效、合理地回应孩子的不服从是一项困难的任务。惩罚的两条基本原则是：第一，当没能很好地控制愤怒时，不要做出反应；推迟行动，但要让孩子知道你之后会处理。第二，把你的注意力集中在孩子的越界行为上，不要贬低、辱骂或轻视孩子，用尊重的态度说明后果。

在孩子出现违规行为之后，在合理的情况下尽快向他说明后果，长时间的延迟会显著降低有效性。如果可能，后果应该简单且和违规行为相关。长期而持久的后果会让孩子滋生怨恨，给后果的执行者造成困难，而且并不比直接和简短的后果更有效。最后，在执行后果时要保持一致；父母双方要合作。孩子的不良行为不应该这次被忽视，下次却被处理；也不应该被父母中的一方忽视，却被另一方惩罚。

现在，针对先前列出的四条最重要的规则，分别给出违反规则可能导致的两种后果。

1a. ____

____

1b. ____

____

2a. ____

____

2b. ____

____

3a. ____

____

3b. ____

____

4a. ____

____

4b. ____

____

32 生命阶段问题

治疗师概览

我的生活需要改变什么？

练习目标

1. 找出压力、不满或挫折的来源。
2. 找出那些被认为会压倒一切的责任。
3. 找出那些被忽视的潜在资源，这些资源可以减轻压力、强化责任分担。
4. 解决矛盾的感受，适应新的生活环境。

本练习可能最适用的其他问题

- 抑郁——单相
- 自杀意念

与来访者一起完成练习的建议

在帮助来访者解决人生阶段的问题时，治疗师的核心作用是协助澄清问题、识别能帮助来访者减少对生活的不满的资源。这个练习最好在咨询的初期使用。你可以考虑在会谈期间与来访者一起完成练习，但如果来访者有显著的优势，可以让他们挑战在会谈间隔期间独立完成，然后一起处理结果，这对他们会很有帮助。如果他们的潜在资源清单尚不完整，你可以关注第 7 项的议题，帮助来访者扩展思考。

练习 32.A

我的生活需要改变什么?

也许你希望生活中出现的某些情况却没有出现。你可能也在寻找可以提供帮助的资源来解决面对的问题。这项练习旨在帮助你澄清这些问题，让你更容易做出改变来改善你的生活。

1. 列出生活中存在的那些导致你不满、感到压力或沮丧的情况。

____

____

2. 描述为什么列出的每种情况会导致你的不满。

____

____

3. 列出你希望出现在生活中的情况以及你相信会增加自己的满足感的情况。

____

____

4. 列出你希望自己参与的活动以及你认为可以提高生活质量的活动。

____

____

5. 你希望发生什么样的变化，才能减少压力、变得更快乐?

____

____

6. 你希望与他人分担哪些责任（如果有），以减轻你的负担?

____

____

7. 现在，头脑风暴一下你生活中可能被忽视的潜在资源。这些潜在资源包括可以帮助你解决你面临的危机的资源。在下面列出的不同类别的空白处，填写可以作为支持来源的人、组织或活动的名字。

家庭成员：________________

朋友：________________

邻居：________________

自助小组成员：________________

咨询师：________________

同事：________________

服务组织：________________

社区人员或团体：________________

教育类课程：________________

其他资源：________________

8. 从列表中选择三个资源，描述它们如何对你产生帮助，以及如何开始在日常生活中使用它们。

资源 1：

____

____

资源 2：

____

____

资源 3：

____

____

治疗师概览

我和我的生活有什么好?

练习目标

1. 认清当前生活状况的优势。
2. 确定个人优势和积极特质或才能。
3. 制订行动计划，增加能给生活带来意义和满足感的活动。
4. 平衡生活中的活动，兼顾他人的利益和自身的发展。

本练习可能最适用的其他问题

- 慢性疼痛
- 依赖
- 抑郁——单相
- 自杀意念

与来访者一起完成练习的建议

这个练习最好在咨询的中期阶段开展，此时问题已经澄清，来访者有可能建立起看待生活的平衡视角。如果来访者交回练习作业时没有完成所有要填写的信息，请检查这些项目并头脑风暴可以包含的其他内容。一些来访者可能很难看到他们生活中的积极方面或个人优势。一些来访者可能需要帮助来制订练习最后一项的行动计划。

练习 32.B

我和我的生活有什么好?

许多人陷入对自己或生活环境的消极看法中，失去了平衡的视角，看不到生活中的积极方面。这个练习旨在帮助你关注自己的优势以及如何利用它们让自己对生活更满意。你需要非常努力地克服“生活环境极其消极”这一信念。

1. 描述你现在生活状况中的至少四个优势（例如：有机会自己做决定，有机会与伴侣亲密接触并分享，有时间发展个人兴趣，满足重要他人的需求）。

   A. ______________________________

   B. ______________________________

   C. ______________________________

   D. ______________________________

2. 列出你的至少四个优势、积极特质或才能，你可以用它们来丰富自己和他人的生活。

   A. ______________________________

   B. ______________________________

   C. ______________________________

   D. ______________________________

3. 你认为你可以做出哪些改变来帮助恢复生活的平衡?

   ____

   ____

4. 你会采取哪些步骤来利用自己的优势、兴趣和才能，开始做出你认为必需的改变来增加满意度？描述行动并设定实施的目标日期。

行动	日期
______________________________	______________
______________________________	______________
______________________________	______________

33 恐惧症

减少恐惧的四种方法

练习目标

1. 确定并发展解决恐惧的特定策略。
2. 坚持实行一项具体的策略，将恐惧的影响最小化。
3. 增强信心，提高应对恐惧的有效性。
4. 减少对先前引起恐惧症焦虑的特定刺激对象或情境的恐惧。

本练习可能最适用的其他问题

- 焦虑
- 惊恐障碍 / 广场恐惧症
- 社交焦虑

与来访者一起完成练习的建议

这个练习的重点应该放在帮助来访者充分发展每种解决策略，并帮助他们全面执行一种策略来减少恐惧。在跟进策略的过程中，根据需要提供鼓励、反馈和指导。如果来访者尽了最大努力，但选择的第一种策略似乎无效，那么可以选择执行另一种。

练习 33.A

减少恐惧的四种方法

这个练习会帮助你发展出四种不同的方法，把你的恐惧最小化。在确定这四种方法后，你要选择一种感觉最合适自己的，在接下来的一周，当面对恐惧时，尝试运用这种方法。

1. 充分发展下列方法来解决你的恐惧。

A. 夸大化：找出你的恐惧，尽可能想象它巨大、可怕、丑陋，等等。用尽可能多的消极词汇来描述你的恐惧，描述它最糟糕的可能形式和最极端的后果。

____

____

应用：通过想象可能以最糟糕的形式发生的最坏的事，我面对的事似乎没那么严重或糟糕了。

B. 想法重构：记录三个最常出现的、导致恐惧增加的想法（例如："我会出丑""所有人都在盯着我"）。完成记录后，让咨询师帮助你重构这些想法，让引发恐惧的想法变得更实际和积极（例如："我会尽我最大的努力""他人会因为我的努力而尊重我"）。

想法 1：

____

重构：

____

想法 2：

____

重构：

____

想法 3：

____

重构：

____

应用：我们思考事情的方式会影响我们的感受。通过改变想法和观点，可以改变我们的感受。

C. 口袋里的咨询师：让咨询师给你提供三个陈述，在恐惧出现时，这些陈述能给你提供安慰。记录下这些陈述，记住它们，或者把它们写在一张卡片上并随时放在口袋里。

① ______________________________

② ______________________________

③ ______________________________

应用：来自我们信任和尊重的人的安慰和鼓励陈述，能帮助我们应对困难的或可怕的情境。

D. 放松分心法：当面对或想到你恐惧的情境时，创设一个最喜欢的放松的白日梦用来转移注意力。再选择一项放松的活动在其他时候作为分心方式（例如：在海滩晒日光浴）。

白日梦：

____

活动（例如：安静地唱歌，放松式呼吸）：

____

____

应用：在分心的时候，我们会忘掉担忧、恐惧和烦恼。

2. 选择一种方法应对你的恐惧。

A. 在四种方法中确定你认为对解决你的恐惧最有效的一种。

____

____

B. 简要解释你所做的选择以及为什么你认为它会是最有效的。

____

____

C. 标注你在多大程度上确定这个方法对你有效。

很确定	比较确定	一般确定	不太确定	不确定

3. 承诺在接下来的一周内，无论何时遭遇恐惧，都使用你所选择的方法。并在每次使用后评估用该方法应对恐惧的有效性。

A. ______________________________

B. ______________________________

C. ______________________________

D. ______________________________

治疗师概览

逐步降低恐惧症的恐惧

练习目标

1. 准确找出恐惧的对象或情境。
2. 描述恐惧的对象或情境带来的情绪、生理、行为层面的影响。
3. 重复暴露于恐惧的或回避的对象或情境中。
4. 减少对先前引起恐惧症焦虑的特定刺激对象或情境的恐惧。

本练习可能最适用的其他问题

- 童年创伤
- 创伤后应激障碍
- 社交焦虑

与来访者一起完成练习的建议

针对恐惧对象或情境的系统脱敏法已经被证实是消除恐惧反应的成功方法。这个练习关注恐惧刺激及其对来访者生活的影响。指导来访者对恐惧刺激建立渐进的暴露步骤。你可能需要直接参与，和来访者一起建立暴露等级，在准备开始对恐惧刺激的现场暴露时，建议教授来访者一些减少焦虑的行为或认知技能，例如深呼吸、渐进式放松法、积极意象、建立自信的自我对话，等等，在暴露治疗执行过程中，监控并强化来访者对这些技能的运用。当焦虑减少时，鼓励来访者提升暴露等级，进入下一个步骤。

练习 33.B

逐步降低恐惧症的恐惧

我们需要面对和克服恐惧——它们是如此强烈，甚至控制着我们的行为。这个练习正是想帮助你做到这一点：辨别你的恐惧是什么；描述恐惧如何影响你；制订计划系统地面对恐惧；实际地采取步骤去面对恐惧，并取得胜利。

1. 重要的是要确定你的恐惧是什么，以及它如何在情绪（比如感到不安和紧张）、行为（比如回避接触，回避谈论恐惧刺激）和生理（比如心跳加速，前额和手心出汗，胃痛，恶心）层面影响你。描述恐惧对象或恐惧情境，说说它是如何影响你的。

恐惧对象或情境	**对恐惧对象或情境的反应**
______________________________	情绪反应
______________________________	______________________________
______________________________	______________________________
______________________________	行为反应
______________________________	______________________________
______________________________	______________________________
______________________________	生理反应
______________________________	______________________________
______________________________	______________________________

要克服恐惧，就必须循序渐进地、有系统地面对它。我们把这种方法叫作暴露。当你以适当的方式练习暴露时，恐惧会稳步减少，直到不再控制你的行为或影响你的生理状态。这个过程的关键在于制订计划逐渐加强对恐惧对象或情境的暴露。一旦确定了计划，你就要一步一步地让自己暴露于恐惧的对象或情境。在渐进的暴露中，当你对当前的暴露水平感到很舒服时，才会进入下一个水平。

例如，如果你害怕在交通繁忙的时段在高速路上独自开车，你可以制订如下的计划。

步骤 1：在交通不拥堵的时候，在有人陪同并且安全得到保障的情况下，在高速路驾驶 5 分钟。

步骤 2：在交通不拥堵的时候，独自在高速路上驾驶 5 分钟。

步骤 3：在交通不拥堵的时候，独自在高速路上驾驶 10 分钟。

步骤 4：在交通不拥堵的时候，独自在高速路上驾驶 15 分钟。

步骤 5：在交通繁忙的时候，独自在高速路上驾驶 5 分钟。

步骤 6：在交通繁忙的时候，独自在高速路上驾驶 15 分钟。

在对当前步骤的恐惧感很低或消失之后，再采取下一步的行动。

2. 现在创建一个循序渐进的暴露方案来克服你的恐惧对象或恐惧情境。这些步骤可以是增加面对恐惧对象和恐惧情境的时间，拉近与它们之间的距离，增加恐惧对象的大小，或上述因素的结合。根据需要使用尽可能多的步骤。如果必要，可以让咨询师帮助你创建这个计划。

步骤 1

____

____

步骤 2

____

____

步骤 3

____

____

步骤 4

____

____

步骤 5

____

____

步骤 6

____

____

现在，是时候逐步地暴露于恐惧对象或情境了。保持放松。咨询师会教你一些技能，如深呼吸、肌肉放松、积极的自我对话。你可以使用这些技能来放松自己。每次尝试暴露时，记录下你所使用的应对技能，并按 1—100 为恐惧程度打分，100 代表极度恐惧、出汗、心跳加速，1 代表极度平静、非常自信、心态平和松弛、感到放松。当某一个步骤的评分稳定地维持在 10 或更低，就可以考虑进入下一个步骤。

暴露步骤	**应对技能和恐惧评分**
步骤 1：＿＿＿＿＿＿＿＿	第一次尝试：＿＿＿＿＿＿
＿＿＿＿＿＿＿＿＿＿＿	第二次尝试：＿＿＿＿＿＿
＿＿＿＿＿＿＿＿＿＿＿	第三次尝试：＿＿＿＿＿＿
步骤 2：＿＿＿＿＿＿＿＿	第一次尝试：＿＿＿＿＿＿
＿＿＿＿＿＿＿＿＿＿＿	第二次尝试：＿＿＿＿＿＿
＿＿＿＿＿＿＿＿＿＿＿	第三次尝试：＿＿＿＿＿＿
步骤 3：＿＿＿＿＿＿＿＿	第一次尝试：＿＿＿＿＿＿
＿＿＿＿＿＿＿＿＿＿＿	第二次尝试：＿＿＿＿＿＿
＿＿＿＿＿＿＿＿＿＿＿	第三次尝试：＿＿＿＿＿＿
步骤 4：＿＿＿＿＿＿＿＿	第一次尝试：＿＿＿＿＿＿
＿＿＿＿＿＿＿＿＿＿＿	第二次尝试：＿＿＿＿＿＿
＿＿＿＿＿＿＿＿＿＿＿	第三次尝试：＿＿＿＿＿＿
步骤 5：＿＿＿＿＿＿＿＿	第一次尝试：＿＿＿＿＿＿
＿＿＿＿＿＿＿＿＿＿＿	第二次尝试：＿＿＿＿＿＿
＿＿＿＿＿＿＿＿＿＿＿	第三次尝试：＿＿＿＿＿＿
步骤 6：＿＿＿＿＿＿＿＿	第一次尝试：＿＿＿＿＿＿
＿＿＿＿＿＿＿＿＿＿＿	第二次尝试：＿＿＿＿＿＿
＿＿＿＿＿＿＿＿＿＿＿	第三次尝试：＿＿＿＿＿＿

34 创伤后应激障碍

治疗师概览

创伤如何影响我？

练习目标

1. 识别并澄清创伤后应激障碍（posttraumatic stress disorder, PTSD）症状的体验。
2. 辨别最痛苦的症状及其出现的频率。
3. 减少创伤事件在生活各方面的消极影响，恢复到创伤前的功能水平。

本练习可能最适用的其他问题

- 童年创伤
- 性虐待受害者

与来访者一起完成练习的建议

这是一个简单且直接的练习，旨在帮助来访者将思维集中在他们所经历的特定 PTSD 症状上。你可能想在会谈中与来访者一起回顾清单，来澄清一些症状描述的意义。在你回顾已完成的练习时，允许来访者详细描述任何症状，并探讨这些症状是如何影响他们的生活的。

练习 34.A

创伤如何影响我？

在经历严重的威胁、实际的身体创伤或虐待后，很多人产生了一系列的情绪、认知或行为症状。害怕、无助或恐惧的即时反应之后，往往是持久的影响，这种影响有时会非常强烈，并涉及生活的方方面面。这个练习旨在帮助你识别并关注那些你经历过的特定的 PTSD 症状。

1. 检查下方两栏中的项目，并在创伤事件发生后你经历过的症状旁边做出标记。

______ 侵入性思维 / 图像	______ 睡眠模式异常
______ 令人不安的梦	______ 易激惹
______ 创伤记忆闪回	______ 注意力低下
______ 创伤回忆造成痛苦	______ 紧张不安
______ 发抖、出汗、心跳加速	______ 容易受惊吓
______ 回避谈论创伤	______ 感到悲伤或内疚
______ 回避创伤地点 / 人物	______ 酒精 / 物质滥用
______ 创伤性失忆	______ 自杀想法
______ 回避参加活动	______ 和他人发生冲突
______ 感觉与他人疏离	______ 语言 / 身体暴力
______ 情绪麻木	______ 其他：__________________
______ 对未来感到悲观	______ 其他：__________________

2. 标记的症状中，哪三个给你造成了最大的痛苦？

____

____

3. 你在上一个问题中写下的症状分别多久出现一次？

____

____

4. PTSD 症状最近一次出现是什么时候？症状是什么？

____

____

治疗师概览

分享痛苦记忆

练习目标

1. 详细描述这段创伤经历。
2. 确定创伤影响生活的方式。
3. 交流与创伤事件有关的感受。
4. 回顾旨在帮助人们从创伤后应激障碍中恢复的治疗方案。
5. 回忆创伤性事件，不要被消极的想法、感受或冲动所淹没。

本练习可能最适用的其他问题

- 童年创伤
- 性虐待受害者

与来访者一起完成练习的建议

何时以及如何鼓励来访者探索严重创伤的细节向来是一个微妙的临床决策。如果不确定在没有支持性治疗关系的情况下，来访者能否专注于创伤事件的细节，可以让他们在咨询会谈中回答第 1 个问题。允许来访者从表达与创伤有关的感受开始，既包括事件发生时立即产生的感受，又包括那些在事件发生后可能被唤起的感受。你可能需要回顾第 6 项列出的治疗策略，以便为来访者提供进一步的解释。

练习 34.B

分享痛苦记忆

对于经历过身体和情绪创伤的人来说，想要回避与创伤相关的事情是很正常的。正常的反应是“我不想谈论这件事”。然而，试图通过埋藏创伤事件来拒绝处理它，反而会增加创伤的消极后果并延长它的影响。在合适的时候，你需要尽可能多地分享经历的细节。这个练习旨在帮助你分享发生过的事及你的感受。

1. 描述创伤性事件，尽可能详细（例如：你当时的年龄，事件发生的地点，事件的细节，在场的人）。如果需要，用额外的纸来描述你的经历。

____

____

2. 你还经历过哪些和第 1 项中描述的创伤事件相似的事件？

____

____

3. 你试过什么有害的方法来处理你对创伤的情绪反应（例如：物质滥用，回避想到这件事，回避与事件有关的人 / 地点，社交退缩，睡觉）？

____

____

4. 创伤以及你对创伤的反应如何影响你的生活（例如：亲密伴侣关系，朋友关系，工作表现，家庭关系，社交 / 娱乐活动，精神状态，身体健康）？

____

____

5. 针对下列每种情绪，在连续谱量尺上标注你感受的强度。

愤怒

极度强烈	强烈	一般	几乎没有	完全没有

悲伤

极度强烈	强烈	一般	几乎没有	完全没有

恐惧

极度强烈	强烈	一般	几乎没有	完全没有

内疚 / 羞愧

极度强烈	强烈	一般	几乎没有	完全没有

尴尬

极度强烈	强烈	一般	几乎没有	完全没有

不安 / 紧张

极度强烈	强烈	一般	几乎没有	完全没有

6. 浏览下面描述的多种治疗策略，并标注你认为可以帮助你克服创伤的策略。

______ 在安全的治疗环境中，缓慢复述并逐步重温事件细节。
______ 学习用新的方式去思考创伤。
______ 学习管理和控制愤怒等强烈情绪。
______ 服药来对抗抑郁和焦虑。
______ 确定恢复方案，停止将物质滥用当作逃避痛苦的方式。
______ 学习放松技术来减少紧张、压力和恐慌。
______ 当保持冷静和放松时，缓慢、系统地暴露于创伤事件的回忆中。
______ 在团体中与其他经历过创伤的人分享经历。
______ 与理解、支持你的家人分享经历。
______ 学习沟通和冲突解决技能，应用到紧张的亲密关系中。

______ 养成一种有利于入睡的习惯，减少疲劳和焦躁。

______ 运用问题解决技能应对职业冲突，以实现稳定就业。

______ 执行运动和养生计划来减少压力，提高能量水平。

______ 依靠精神信念来建立信心，促进宽容与平静。

7. 解释你在第 6 项中选择的治疗策略为什么会对你有益。

____

____

____

35 精神质

治疗师概览

你听到和看到了什么?

练习目标

1. 描述精神病性症状的类型和病史。
2. 减少与幻觉体验有关的焦虑。
3. 识别提高幻觉的频率和强度的应激源。
4. 区分现实与幻觉体验。

本练习可能最适用的其他问题

- 双相障碍——躁狂
- 抑郁——单相
- 偏执观念

与来访者一起完成练习的建议

该练习为来访者提供了一个机会，描述与他们的幻觉相关的历史、性质和诱发情境。你们需要在治疗会谈中口头完成这个练习，因为来访者可能无法保持足够的注意力来完成这项书面作业。治疗师应该明确指出，这些幻觉体验是疾病的结果，而不是对现实的反映。可以给来访者一些应对技能方面的建议（注意转移、调整药物、与支持自己的人分享，等等）。

练习 35.A

你听到和看到了什么？

幻觉是听到声音、声响或看到幻象的个人体验——其他人都没有听到或看到这些内容。你可能听到他人听不到的声音，看到他人看不到的人或物体。这可能是一种非常可怕的体验，它似乎非常真实，而不是你的头脑被迷惑的结果。这个练习鼓励你描述这些没有和他人分享过的个人体验。在回答问题时，在你感觉舒服的情况下，尽量坦率、诚实。

1. 你有没有听到他人听不到的声音？有______ 没有______。如果有：

A. 你第一次听到这样的声音是什么时候？

____

____

B. 这些声音对你说了什么？（如果需要，使用额外的纸）

____

____

C. 这些声音是来自外界还是你的大脑内部？

____

____

D. 这些声音有没有命令你去做什么事？如果有，它们让你去做什么？你有没有做它们让你做的事？

____

____

E. 什么样的情况似乎会导致你听到这些声音？（当你疲惫、害怕、紧张、孤独，或者当你和一群人在一起时，等等）

____

____

F. 药物治疗对你听到这些声音有什么影响吗？

____

____

G. 在一张单独的纸上，画出你想象中和你说话的人的样子。

2. 你有没有看到他人看不到的人或物体？有______ 没有______。如果有：

A. 你第一次经历这些幻象是什么时候？

____

____

B. 请描述你看到的、他人看不到的东西。

____

____

C. 什么样的情况似乎会导致这些幻象出现？

____

____

D. 药物治疗对你看到这些人或物体有什么影响？

____

____

E. 在一张单独的纸上，画出你看到的、他人看不到的东西。

36 性虐待受害者

治疗师概览

致施虐者的谴责信和宽恕信

练习目标

1. 表达对施虐者的感受，包括性虐待的影响。
2. 明确地将虐待的责任归于施虐者，免除对自己的责备。
3. 开始宽恕的过程，以减轻自己痛苦的愤怒。
4. 阐明目前对施虐者的感受和期望。
5. 开始从性虐待受害者转变为幸存者。

本练习可能最适用的其他问题

- 分离障碍
- 低自尊

与来访者一起完成练习的建议

这个练习关注性虐待幸存者康复过程的两个重要步骤。第一，来访者必须明确地将虐待的责任归于施虐者，并且免除对自己的所有责备。第二，来访者必须开始宽恕的过程，以减少可能破坏康复过程的愤怒或报复情绪。在咨询过程中，宽恕信的练习任务不能布置得太早，并且，治疗师要注意这种信不能含有施虐者可以免除行为责任的意味。

练习 36.A

致施虐者的谴责信和宽恕信

要从性虐待的创伤中康复，你要表达对性虐待的感觉并清楚地认定施虐者为责任方是非常重要的。你必须抵制为性虐待承担责任的常见倾向，即使是以某种间接的方式或在微小的程度上。在康复的后期阶段，开始产生宽恕施虐者的观念也很重要。你将需要讨论宽恕的概念，以及宽恕为何是一个需要时间的过程。理解为什么宽恕对你来说是一种健康的行为，这很重要，因为它能给你带来相当大的好处，用平和的感觉取代痛苦的愤怒。这个练习旨在帮助你仔细思考写一封谴责信，因为这是康复的重要一步；还要写一封宽恕信，但不要将其与为犯罪者开脱罪责、消除其罪恶感混淆。

1. 谴责信：在下面几行的空白处写一封谴责施虐者的信，并考虑在你的信中包括下列因素。
   - 告诉施虐者，你对他的虐待行为的指控是什么。
   - 解释为什么施虐者要对虐待行为负全部责任。
   - 描述性虐待在当时和现在带给你的感受。
   - 描述性虐待对你生活的影响。
   - 描述性虐待之前、期间和之后你对施虐者的感受。
   - 描述你现在对施虐者的感受。

____

____

____

____

____

____

____

2. 宽恕信：在下面几行的空白处写一封宽恕信，并考虑在你的信中包括下列因素。

- 告诉施虐者，他要对虐待行为负全部责任。
- 解释你为什么试图宽恕他。
- 解释宽恕并不意味着他的虐待是可原谅的。
- 解释宽恕是一个需要漫长的时间才能完成的过程，而你只是刚刚开始。
- 告诉施虐者，现在以及将来你期待从他那里获得什么。
- 告诉施虐者，将来你想要和他保持什么样的关系（如果愿意）。

治疗师概览

描绘虐待发生的地方

练习目标

1. 确认虐待的地点，以及所有在合理距离范围内的人。
2. 承认与虐待场所有关的回避行为。
3. 增强赋权感，减少回避行为。
4. 通过理解结果、控制情绪来成功解决与性虐待有关的议题。

本练习可能最适用的其他问题

- 分离障碍
- 创伤后应激障碍

与来访者一起完成练习的建议

经历了性虐待创伤的来访者常常会有回避行为。这种回避可能表现为不去回想事件、拒绝讨论事件、远离施虐的地点以及回避与施虐者的任何接触。随着康复的进行，来访者必须终止这些回避行为，相信自己能够回应与这些虐待相关的提醒。鼓励来访者面对这些与过去的创伤有关的刺激。如果对创伤的回忆开始导致代偿失调（decompensation），那么给来访者提供支持很重要，不要强迫他们过早地应对这些刺激。

练习 36.B

描绘虐待发生的地方

那些遭遇过创伤的人普遍的做法是回避与创伤相关的所有事务。然而，这种做法并不会促进康复，还可能扩大在创伤后出现的消极后果。健康的恢复方式要求你能够直面创伤的细节，而不被消极情绪所淹没。这个练习旨在帮助你直面创伤经历——至少在创伤发生的具体环境中。

1. 另取一张纸，画出性虐待发生地点的平面图或示意图（例如：房子、礼堂、汽车、公园）。在示意图上标明你和施暴者所在的位置以及合理距离内其他人的位置。如果虐待发生在几个不同的地点，你可以在这张纸上画出多个示意图，或者用其他的纸来画。

2. 描述你有过的关于虐待地点的闪回、噩梦或其他想法。

3. 描述当你想起虐待地点时的情绪。

4. 描述你采取了哪些步骤来避免看到、接近甚至想到虐待地点。

5. 当你从这种创伤中康复，你就会克服对这个地点的回避、对讨论这件事的回避、克服羞耻感以及人际关系中的阻碍。评估你渴望这种康复的程度。

|——|——|——|——|
1 2 3 4 5
无 非常强烈

6. 现在评估你完成康复的信心。

|——|——|——|——|
1 2 3 4 5
无 非常强烈

37 睡眠失调

睡眠模式记录

练习目标

1. 提高对有效睡眠诱导程序的意识。
2. 执行一套睡眠诱导程序。
3. 每天记录压力、睡眠模式、影响睡眠的梦和睡眠诱导技能的使用情况。
4. 养成良好的睡眠卫生习惯。
5. 恢复放松的睡眠模式。

本练习可能最适用的其他问题

- 焦虑
- 双相障碍——躁狂
- 抑郁——单相
- 物质使用

与来访者一起完成练习的建议

建立一套有效的睡眠流程是打破困扰很多来访者的睡眠障碍模式的关键。帮助来访者建立一套可以持续实行的程序。你可能要回顾这个练习第一部分中的建议，也可能想要增加一些没有列出来的技能。来访者的日记可能会提供额外的信息，比如他的生活中会干扰放松睡眠的焦虑诱发事件。给来访者提供包含两个记录表的日记页复印件。

练习 37.A

睡眠模式记录

失眠是一个广泛存在的问题，特别是在现在的快节奏文化中。有些人自欺欺人地认为他们只需要四五小时的睡眠，然而大多数成年人通常需要七小时左右的睡眠。其他一些人认为他们根本不需要睡眠，但是观察发现，他们晚上还是会睡上几小时，尽管他们可能会周期性地醒来。一些技能能够帮助人们养成更好的睡眠习惯。最重要的技能包括建立稳定的每日入睡和起床时间，有规律地锻炼以及拒绝酒精。下面列出了一些其他的睡眠诱导方法，这些方法对很多人都是有效的。浏览每一项，并标记你愿意每天坚持执行的项目，以此建立一套睡眠诱导程序。

1. 睡眠诱导程序：

______ 每天下午开展 20 ～ 30 分钟的剧烈运动。

______ 晚上不吃辛辣食物。

______ 睡前 30 分钟洗澡 / 泡热水澡。

______ 睡前 30 分钟喝牛奶（或者吃一片褪黑素）。

______ 睡前避免冲突问题。

______ 每天同一时间入睡、起床。

______ 用深度肌肉放松法来减少紧张。

______ 躺在床上时想象轻松的情境，而不是想第二天的事。

______ 避免摄入咖啡、茶、可乐、巧克力和其他包含咖啡因的食物或饮料。

______ 写下那些让人不安的想法，把它们从你的脑海中赶走。

______ 专注于腹式呼吸，从 100 开始倒数每一次深呼吸。

______ 睡前四五小时不要饮酒。

______ 播放舒缓、平静的音乐或“白噪声”。

2. 每天记录压力事件、睡眠模式、影响睡眠的梦以及睡眠诱导技能的使用。

日期	压力事件	
________		
________		
	睡眠模式	开始时间：________ 结束时间：________ 醒来的次数：________ 清醒的总时长：________ 睡眠总时长：________
	影响睡眠的梦	
	睡眠诱导技能的使用	

日期	压力事件	
________		
________		
	睡眠模式	开始时间：________ 结束时间：________ 醒来的次数：________ 清醒的总时长：________ 睡眠总时长：________
	影响睡眠的梦	
	睡眠诱导技能的使用	

3. 哪些睡眠诱导技能对改善你的睡眠有帮助？

____

____

____

4. 描述压力和睡眠失调或噩梦之间的关系。

____

____

____

5. 在下方评估睡眠诱导程序的有效性程度。

1	2	3	4	5
无效				非常有效

38 社交焦虑

治疗师概览

变 得 自 信

练习目标

1. 通过更多的自信、更多的眼神交流和识别自我对话信息中的积极特质，显示出自尊水平的提升。
2. 增强自我价值感、自信和胜任力。
3. 减少对人际关系的依赖，同时开始满足自己的需求、树立信心并将自信付诸实践。
4. 增强对当下愤怒行为的觉察，明确愤怒行为的来源和攻击性愤怒的替代方案。

本练习可能最适用的其他问题

- 愤怒控制问题
- 依赖
- 低自尊
- 物质使用

与来访者一起完成练习的建议

处理过程的重要部分将围绕心理教育、教学、反馈和鼓励/表扬展开。首先，需要评估来访者在自信连续谱上的位置（攻击、被动攻击、被动、自信）。可以预料的是，他们会从一个能够成功的领域开始（对特定的生活情境说“不”，比如对老板说“不”）。随着来访者经验、信心和技能的积累，可以鼓励他们进入更困难的领域，来运用自信技能。

练习 38.A

变得自信

没有人是生来“自信”的。我们需要学习一系列的技能。阅读下面对自信行为的定义，并回答后面的问题。

> 自信行为能使一个人为了自己的最大兴趣而行动，为自己挺身而出并且不过分焦虑，舒适地表达真实的感受，在不否认他人权利的情况下行使个人权利。
>
> ——阿尔伯蒂（Alberti）和埃蒙斯（Emmons）

1. 在下方分别标注你目前的自信程度和你希望将来提升到的自信程度。

不太好	一般	很好
（比大多数人糟）	（和大多数人一样）	（总是自信的）

2. 你觉得是什么因素导致你没有更自信？

____

____

3. 当你想到在大多数情况下要保持自信，你会有什么感觉？

____

____

4. 你认为提升自信在哪些方面对你有帮助？

____

____

5. 进一步了解如何变得更加自信。判断下列问题的正（true，T）误（false，F），然后和治疗师一起讨论你的选择。

T　　F　　大多数人认为拥有自信是他们应有的心理权利。

T　　F　　大多数人并不担心或害怕变得自信。

T F 大多数人无法有效地表达自我。

6. 保持自信要记住的要点：
   - 回应前停顿一下或者深呼吸几次。
   - 与和你说话的人保持持续的眼神交流。
   - 使用“我”陈述（每次回应以“我”开头）。
   - 回答简明扼要（不要冗长的解释）。
   - 保持尊重。

7. 从下面的情境中选择一个，与咨询师进行角色扮演。
   - 拒绝一个帮忙的请求
   - 把一件商品退回店里
   - 就某一话题表述你的观点
   - 和陌生人开启一段对话
   - 接受称赞或积极的反馈
   - 接受消极的反馈或批评
   - 给朋友提供有益的积极反馈
   - 某个人在你前面插队
   - 收到错误的找零

   在完成角色扮演后，与治疗师处理角色扮演的过程之前，回答以下问题。
   你对这次经历有什么感受？

   ____

   ____

   你认为进展顺利的有哪些方面？

   ____

   ____

   你想要改进的一件事是什么？

   ____

   ____

8. 现在使用第 7 项中的清单，选择一项在接下来的一周完成。

情境

____

____

你对这次经历有什么感受？

____

____

你认为进展顺利的有哪些方面？

____

____

你想要改进的一件事是什么？

____

____

9. 当你努力变得自信时，请记住：

- 自信是需要学习的。
- 改变很难，但是是可能的。
- 小步前进。
- 对自己的尝试给予表扬。

治疗师概览

恢复社交舒适感

练习目标

1. 识别、挑战有偏见的、恐惧的自我对话，并用基于现实的、积极的自我对话来取代。
2. 探寻引发负面思维模式的深层原因。
3. 在社交互动中没有过度的恐惧或焦虑。

本练习可能最适用的其他问题

- 抑郁——单相
- 低自尊
- 惊恐障碍 / 广场恐惧症
- 性虐待受害者

与来访者一起完成练习的建议

这个练习是围绕认知治疗原则设计的。来访者必须首先识别那些助长社交焦虑的消极、无意识的想法。然后努力去发现导致这些消极思维模式的过往经历。最后，开始以积极的方式思考，以克服恐惧和社交退缩。你可能需要回顾一些扭曲的、无意识想法的例子，这些想法助长了你的恐惧，把自己的一些例子加到第 1 项的列表中。你也可以帮助来访者发展并写下积极、现实的陈述，以建立信心、抵消恐惧。

练习 38.B

恢复社交舒适感

害怕和他人相处是基于个体考虑社交情境时自动产生的解释性想法。这种扭曲的想法会引起消极情绪，从而导致非适应性行为。在社交不适的情况下，不切实际的想法会带来恐惧，从而让人产生社交退缩和孤立行为。这个练习可以帮助你识别扭曲的思维，思考它们的起源，并找到用更现实的想法取代它们的方法。

1. 浏览下面列出的常见的扭曲、无意识的想法，这些想法会导致恐惧和社交退缩。标注出你经历过的那些想法。

   ______ 我不知道说什么。

   ______ 如果我开口，就会出丑。

   ______ 这些人比我聪明多了。

   ______ 这个人不喜欢我。

   ______ 我要惊恐发作了。

   ______ 人们很刻薄、很挑剔。

   ______ 我得先喝几杯酒才能跟人说话。

   ______ 每次在集体场合，人们都忽视我。

   ______ 我可以从她看我的眼神看出她认为我很笨。

   ______ 我向来不善言辞。

2. 当你想到社交活动时，你的脑海里还会出现哪些消极想法？

   ____

   ____

3. 你为什么如此消极地看待与他人的社交？什么经历导致了你缺乏信心？

   ____

   ____

4. 描述童年时与挑剔或排斥你的父母、兄弟姐妹或同龄人相处的经历——你认为这些经历现在仍然会导致你对周围人产生焦虑。

____

____

5. 对于社会交往，你最大的恐惧是什么？

____

____

6. 评估你克服社交恐惧的欲望强度。

1	2	3	4	5
没有欲望				欲望强烈

7. 回忆一场你感觉良好并享受的社交活动。那次的情境有什么不一样的地方？是什么让你能够克服焦虑？

____

____

8. 你可以如何将第 7 项描述的应对技能应用到新的社交场合？

____

____

9. 写下三个积极的陈述，它们与那些通常会导致你社交恐惧的扭曲、自动的想法相反。利用这些想法来建立自信，并抵消那些会造成恐惧的消极想法。

A. ____________________________________

B. ____________________________________

C. ____________________________________

39 躯体症状 / 疾病焦虑

治疗师概览

控制对躯体问题的关注

练习目标

1. 减少身体不适、就医行为和对药物的依赖，同时增强自我评估，相信自己正常和有效工作的能力。
2. 识别隐藏在关注躯体不适背后的情绪压力。
3. 增加社交和生产性活动，而非过度聚焦于自我感受和躯体不适。

本练习可能最适用的其他问题

- 焦虑
- 慢性疼痛
- 医疗问题

与来访者一起完成练习的建议

躯体化的来访者选择将躯体问题作为主要或唯一的关注焦点。这可能会引发重要他人的不安，也可能严重削弱来访者有效工作的能力。这个练习让来访者关注自己的优势和愉快的活动。练习还限制了给予躯体不适的时间，将“担忧时间”安排为每天 30 分钟。向来访者强调安排时间的重要性，鼓励他们用每天剩余的时间关注其他问题。来访者也可能需要协助以识别情绪问题，这些情绪问题可能隐藏在躯体不适之下，因为这些来访者往往试图回避潜在的问题。强化在非症状相关的活动中的时间和注意投入。

练习 39.A

控制对躯体问题的关注

建立对生活观点的适当平衡很重要。尽管你担心身体健康，但你和你的生活中不该只有这些担忧。一个人的身份不局限于关注健康和身体忧虑。你必须有意识地限制自己在身体相关焦虑上投入的时间和精力，把生活重新集中在建设性的、有成效的和愉快的活动上。这个练习试图帮助你重新集中注意力，并拓宽你的视野。

1. 列出五个你最喜欢的兴趣——你享受的生活领域或活动。

A. ______________________________

B. ______________________________

C. ______________________________

D. ______________________________

E. ______________________________

2. 列出五种你拥有且享受的能力、天赋或技能。

A. ______________________________

B. ______________________________

C. ______________________________

D. ______________________________

E. ______________________________

3. 考虑到你的兴趣和能力，列出五项你可以在接下来的几个星期内参加的活动，这些活动可以让你的注意力从身体健康转移到更有成效、更有建设性、更刺激和更愉悦的追求上。

A. ______________________________

B. ______________________________

C. ______________________________

D. ______________________________

E. ______________________________

4. 为了确保减少对躯体问题的关注并且增加建设性活动，每天安排 30 分钟来思考、谈论并写下你的躯体问题。即使你已经多次写下某种不适，如果它仍然在你的脑海中，也请持续记录它。除了安排的具体时间，不要在任何情境中谈论或思考你的躯体问题。

第一天　　日期：____________________

时间（30 分钟）：从上午 / 下午____:____到上午 / 下午____:____

我的身体不适或躯体问题：

____

____

第二天　　日期：____________________

时间（30 分钟）：从上午 / 下午____:____到上午 / 下午____:____

我的身体不适或躯体问题：

____

____

第三天____日期：____________________

时间（30 分钟）：从上午 / 下午____:____到上午 / 下午____:____

我的身体不适或躯体问题：

____

____

第四天　　日期：____________________

时间（30 分钟）：从上午 / 下午____:____到上午 / 下午____:____

我的身体不适或躯体问题：

____

____

第五天　　日期：____________________

时间（30 分钟）：从上午 / 下午____:____到上午 / 下午____:____

我的身体不适或身体问题：

____

____

第六天　　日期：____________________

时间（30 分钟）：从上午 / 下午____:____到上午 / 下午____:____

我的身体不适或躯体问题：

____

____

第七天 日期：______________

时间（30 分钟）：从上午 / 下午____:____到上午 / 下午____:____

我的身体不适或躯体问题：

____

____

5. 你正在经历哪些与身体健康无关的担忧或冲突（例如恐惧、担心、受伤、挫折）？

____

____

6. 你是否认为有时你会把注意力集中在与身体相关的抱怨上，而不是去面对第 5 项所列的情绪问题？如果是这样，你认为自己为什么会这么做？

____

____

7. 询问你的家人或亲近的朋友，看看他们认为你应该做什么来应对你对身体的担忧。记录下他们的回答（如果需要，可使用额外的纸）。

____

____

____

____

40 精神性困惑

治疗师概览

我的精神性历史

练习目标

1. 回顾精神性探索 / 旅程的发展史。
2. 审视生活经历如何影响对更高境界的信念。
3. 采取措施丰富精神生活。
4. 澄清精神性的概念，并阐述将更高境界作为支持资源的自由。

本练习可能最适用的其他问题

- 抑郁——单相
- 医疗问题
- 物质使用
- 自杀意念

与来访者一起完成练习的建议

已经有研究证明，积极、有意义的精神生活能对身体和精神健康产生积极的影响。探索来访者的精神性概念和信仰的历史。如果他有兴趣追求更深层次的精神生活，就帮助他克服障碍。注意尊重来访者的精神信仰。

练习 40.A

我的精神性历史

通过写传记来探索你的精神生活，着重于你对精神性的了解和有关的经历。从回忆童年时期对精神性的理解开始追溯，并延展到现在。包括任何有意义的时刻——亲近、远离、愤怒、质疑、崇拜。然后回答一些问题，探索那些可能影响你对精神性的想法、观念和感觉的经历。

1. 我的精神性旅程——有重点的传记（如果需要可以使用纸的背面）。

2. 我的精神性在哪里，我是怎么到那里的？

A. 你现在对更高境界有什么看法？

B. 我对于更高境界的看法，是如何受到我与父亲或母亲的经历影响的？

C. 我的生活经历如何影响我对更高境界的观念和感受？

D. 是什么阻碍了我发展更有意义的精神生活？

____

____

E. 精神性和信仰的区别是什么？它们有关联吗？

____

____

F. 我和有信仰的人有过什么正面和负面的经历？

____

____

G. 我相信更高境界是严厉的、批判的，还是慈爱的、宽容的？这如何影响我的精神性关系？

____

____

H. 我可以做哪三件事使精神生活更有意义呢？

____

____

治疗师概览

精神性发展问卷

练习目标

1. 解决阻碍信念或信仰发展和成长的问题。
2. 识别个人和家庭精神性历史的益处、优势和负担。
3. 提高对当前信念和精神性发展的益处和优势的认识。
4. 放下过去阻碍精神成长的精神性负担。

本练习可能最适用的其他问题

- 焦虑
- 抑郁——单相
- 哀伤 / 未解决的丧失
- 低自尊
- 物质使用

与来访者一起完成练习的建议

在让来访者开展练习之前，强烈建议先处理来访者对于探索该领域的想法和感受。这将为来访者扫清障碍，使其从练习中获得最大收益。同时，让来访者明白，大多数人都会觉得这是一个困难的领域，这对让他们尽可能开诚布公很重要。此外，需要指出的是，“没有答案”也很重要，因为它有助于确定哪些可能是需要的领域。最后，就像与所有成年来访者工作的情况一样，练习在初次完成后需要重新回顾，一旦深入审视该领域，来访者往往会获得更多的见解。

练习 40.B

精神性发展问卷

回答以下每个部分的问题，尽你所知或就你最先想到的内容来回答。你也可以选择询问这些家庭成员——如果他们有空并且你愿意这样做。

外祖父母

精神性活动：______________________________

参与程度 ______ 定期参与

______ 有时参与

______ 偶尔参与

______ 不参与

对更高境界的观点 ______ 严厉的

______ 宽容的

______ 冷漠的

______ 不存在的

评价：

____

他们对于信仰、善与恶、生与死、祈愿等议题的观念：

____

____

写下外祖父和外祖母在这些问题上呈现出的不同点：

____

____

祖父母

精神性活动：______________________________

参与程度 ______ 定期参与

______ 有时参与

______ 偶尔参与

______ 不参与

对更高境界的观点 ______ 严厉的

______ 宽容的

______ 冷漠的

______ 不存在的

评价：

____

他们对于信仰、善与恶、生与死、祈愿等议题的观念：

____

____

写下祖父和祖母在这些问题上呈现出的不同点：

____

____

父母

精神性活动：______________________________________

参与程度 ______ 定期参与

______ 有时参与

______ 偶尔参与

______ 不参与

对更高境界的观点 ______ 严厉的

______ 宽容的

______ 冷漠的

______ 不存在的

评价：

____

他们对于信仰、善与恶、生与死、祈愿等议题的观念：

____

____

写下父亲和母亲在这些问题上呈现出的不同点：

____

____

自己

精神性活动：______________________________________

参与程度　　　______ 定期参与

　　　　　　　______ 有时参与

　　　　　　　______ 偶尔参与

　　　　　　　______ 不参与

对更高境界的观点　______ 严厉的

　　　　　　　______ 宽容的

　　　　　　　______ 冷漠的

　　　　　　　______ 不存在的

评价：

____

你对于信仰、善与恶、生与死等议题的观念：

____

____

谁是对你的信仰发展影响最大的人？

____

____

你对祈愿的观点是什么？

____

____

你多久祈愿一次　______ 不间断

　　　　　　　______ 每天

　　　　　　　______ 经常

　　　　　　　______ 有时

　　　　　　　______ 很少

　　　　　　　______ 从不

　　　　　　　______ 在困难时期

现在，仔细思考你的精神性发展，你看到了什么？

益处 / 优势

1. ______________________________

2. ______________________________

3. ______________________________

负担（障碍 / 阻碍）

1. ______________________________

2. ______________________________

3. ______________________________

41 物质使用

治疗师概览

善后计划组成部分

练习目标

1. 承认保持节制需要改变许多生活方式和许多支持因素。
2. 明确有助于康复的具体善后组成部分。
3. 保持长期的节制。
4. 进行持续康复，不使用任何会改变情绪的物质。

本练习可能最适用的其他问题

- 无

与来访者一起完成练习的建议

从物质使用中康复需要采取多层面的方法。必须经常提醒来访者需要许多不同的支持系统来克服复发的自然倾向。来访者应在治疗的早期至中期完成一个结构化的善后计划。协助来访者填写表格所要求的任何必要信息。添加你认为支持来访者康复所必需的其他信息。

练习 41.A

善后计划组成部分

维持长期节制需要一个善后计划，其中包含多种支持康复工作的关键要素。这个作业允许你规定你将依靠什么要素来帮助你长期保持节制。如果康复的唯一组成部分是“我要停止使用某种特定的物质”，那么节制状态将永远无法维持。一旦物质滥用成为一个人生活中的主导力量，纯粹的意志力从来都不足以、也永远不会足以维持节制。你需要许多不同的要素来保持计划的稳固和向前发展。

在所有空白处填上有关康复期间你将使用的资源的相关信息。

A. 匿名戒酒互助会（Alcoholics Anonymous）/ 匿名戒毒会（Narcotics Anonymous 的会议）

在哪里？____________________

什么时候？____________________

每周几次？____________________

B. 赞助者

谁？____________________电话号码____________________

C. 咨询

与谁？____________________电话号码____________________

多长时间一次？____________________

D. 家庭咨询

与谁？____________________日期和时间____________________

E. 精神支持小组

在哪里？____________________多长时间一次？____________________

F. 就业

在哪里？____________________每周工作时间？____________________

G. 求职

如何进行？____________________

你多久会进行一次求职搜寻？____________________

H. 娱乐

是什么？______

什么时候？______

I. 新的节制的朋友

是谁？______

你们会一起做什么？______

你将如何结交新朋友？______

J. 锻炼计划

怎么做？______

什么时候？______

每周几次？______

K. 考察 / 假释联络人

与谁？______ 多长时间一次？______

L. 儿童探视

在哪里？______ 日期和时间______

M. 睡眠时间表

就寝时间？______ 起床时间？______

N. 用餐时间表

早餐时间？______

午餐时间？______

晚餐时间？______

O. 其他重要组成部分：

______

______

P. 另一个重要组成部分：

______

______

列出后续康复计划中最重要的三个部分，并写明你将如何确保你会坚持完成这些事情。

______

______

治疗师概览

识别复发的诱因和线索[①]

练习目标

1. 提高对个人的情境触发因素和复发线索的认识。
2. 识别增加复发风险的高危情境。
3. 确定替代的应对策略，来管理复发的诱因、线索和预警信号。

本练习可能最适用的其他问题

- 无

与来访者一起完成练习的建议

这项活动旨在帮助新近康复的来访者确定环境和内在的复发诱因，确定策略来快速识别它们，并在它们发生时予以应对。随访可能包括完成“复发预防计划”活动，记录在此练习中获得的信息，并向治疗师或小组报告所有确定的策略的执行结果。

---

① 本练习改编自 *Addiction Treatment Homework Planner* by J. R. Finley and B. S. Lenz, 2009, Hoboken, NJ: Wiley. Copyright © by John Wiley & Sons, Inc. Reprinted with permission.

练习 41.B

识别复发的诱因和线索

复发很常见，但可以预防。防止复发需要意识到哪些事情会引发我们的成瘾行为，并愿意在这些情况发生时采取措施。这个练习的目的是问你一些问题，以提高你对可能的复发诱因的意识，确定计划来应对它们并防止复发。

风险情境

1. 复发通常是由与过去的成瘾行为相关的场景、声音和情境触发的。许多处于康复期的人发现，除非他们保持警惕，否则当与曾经一起喝酒、使用药物或赌博的人在一起时，他们的思维会自动引发过去的行为模式。你过去经常和哪些人或哪类人一起做出成瘾行为？

____

____

2. 成瘾行为有时也是一种社交活动，你可能认识一些人，他们希望你继续和他们一起保持旧习惯。他们可能不理解或不关心你的康复，可能会用说服、戏弄或争论的方式试图让你重蹈覆辙。在你的生活中，哪些人最有可能给你施加社会压力，让你旧病复发？（这个列表可能包括你在第 1 个问题中列出的所有或部分人。）

____

____

3. 许多正在康复期的人发现，是其他人——家人、朋友或同事——“促成”了他们的成瘾（也就是说，这些人帮助他们规避了后果，或者以其他方式让他们更容易继续使用物质）。请列出“促成”你成瘾的人。

____

____

4. 对于之前列出的所有人——喝酒 / 使用药物 / 赌博的伙伴、迫使你复发的人以及“促成”者——描述你将如何避免由他们的行为引发的复发。

____

____

5. 你认为什么样的社交场合会让你面临最大的复发风险？

____

____

6. 许多人用成瘾来应对压力，有时人际关系问题会带来极大的压力。当你思考未来时，什么样的人际关系困境可能会让你面临重返成瘾模式的风险？

____

____

7. 对许多人来说，成瘾已经成为日常生活的一部分，是一件在特定时间自动做的事情，比如下班后。回顾一下你以前的日常生活，一天中的什么时候最有可能复发？

____

____

8. 许多人想要在具有挑战性的情况下测试自己维持康复的能力，比如与酗酒的朋友在一起、去老地方，等等。这常常会导致复发，是一种非必要的风险。请描述你检验自己维持康复的能力的所有方式。

____

____

9. 作为另一种防止压力诱发复发的方法，请考虑当前面对的和未来可能遇到的生活事件，你需要为它们做好准备而不是陷入成瘾。它们是什么？

____

____

10. 你打算怎么处理这些情境？在之前列出的情境中，你愿意并且能够做出哪些改变，来应对压力和复发的诱惑？

____

内部诱因

11. 当你体验到成瘾的冲动或渴望时，你的身体会有什么感觉？

12. 当你有成瘾的冲动时，你通常会有什么情绪？

13. 正如前面提到的，成瘾通常是应对压力的工具（也就是说，把我们不喜欢的感受转变成舒服的感受的方法）。哪些不愉快的感受会使你面临复发的最大风险？

14. 以下是人们会用化学物质来应对的一些常见感受。重要的是，你不仅要下定决心不喝酒或不使用药物作为应对，还要知道你将怎么做——没有替代物质滥用的方法会增加复发的风险。在每一种感受的旁边，描述你将要做什么来应对那种感受，而不是使用物质。

感受	你将如何应对
愤怒	
焦虑	
无聊	
悲伤	
乏力	
恐惧	
挫败	
孤独	
冷漠	
自怜	

羞愧 ____________________

抑郁 ____________________

其他感受 ____________________

治疗师概览

复发预防计划 ①

练习目标

1. 确定行动计划来处理复发的诱因和预警信号。
2. 评估对康复意愿的坚定程度。
3. 为康复承担更大的责任，并通过计划增加成功的机会。

本练习可能最适用的其他问题

- 无

与来访者一起完成练习的建议

这项活动为来访者（无论是那些刚开始康复的人，还是那些正在经历会增加复发风险的压力的人）提供了一个结构化的框架，以创建一个个性化的计划，预测复发的诱因和线索；确定应对或回避策略；发现复发过程的早期预警信号；并确定用于维持康复的资源、策略和人际关系。为了达到最好的效果，在开展这项活动之前，让来访者完成“识别复发的诱因和线索”（练习 41.B）。随访可能包括让来访者向治疗师、治疗小组和项目赞助人介绍计划；记录计划执行情况；并报告使用计划策略的结果。

① 本练习改编自 *Addiction Treatment Homework Planner* by J. R. Finley and B. S. Lenz, 2009, Hoboken, NJ: Wiley.

练习 41.C

复发预防计划

如果你已经确定了自己的复发诱因和复发预警信号，你就对自己的复发过程有了很好的了解，并且知道如何在它导致你重新陷入成瘾之前及早发现它。现在，是时候获取这些信息并计划具体的策略来使用它们了。你在这个计划上做的工作越多、越具体，你就会更有准备地处理日常生活和意想不到的压力事件，而不是依赖酒精、药物或其他成瘾行为模式。

1. 首先，评估你对节制的想法和感受。你是否已经准备好采取任何必要行动，尽一切努力不使用改变情绪的化学物质或借助成瘾行为来阻止痛苦的感受或寻求快乐？描述你对此的态度。

   ____

   ____

2. 如果你再次成瘾，会有什么后果？

   ____

   ____

3. 参考关于复发诱因和预警信号的练习，或者利用你所掌握的关于复发过程的所有信息。列出你认为最重要的十个复发的个人诱因和预警信号，并写下你将如何应对。

诱因 / 预警信号	**避免饮酒 / 物质使用 / 成瘾行为的具体计划**
示例：感到绝望	审查进度；问他人他们看到了你的哪些成长
示例：急于使用（物质）	参加会议；联系赞助人；冥想
____________	____________________
____________	____________________
____________	____________________
____________	____________________
____________	____________________

4. 康复不是一个单独的过程，这就是为什么在没有他人帮助的情况下，试图戒掉成瘾的人通常会复发。你会联系谁来寻求支持和帮助？列出六个人。

姓名	**电话号码**
____________________	______________________________
____________________	______________________________
____________________	______________________________
____________________	______________________________
____________________	______________________________
____________________	______________________________

5. 应急计划。你的复发预防计划需要包括：如果遇到压力大的情况或突然的危机，引发了强烈的使用物质、饮酒或重回成瘾行为的冲动，你会怎么做。写出一个简单的、可以立即开始的计划。

____

____

6. 改变你的日常习惯对控制成瘾行为很重要。你将如何开始和结束每一天来帮助自己保持节制？

____

____

7. 你的复发预防计划还应该包括参加互助小组——匿名戒酒互助会 / 匿名戒毒会 / 戒赌互助会，等等。列出你承诺要定期参加的小组会议。

小组名	**日期和时间**	**地点**
______________	______________	______________
______________	______________	______________
______________	______________	______________
______________	______________	______________
______________	______________	______________

8. 你预见到执行这个计划有什么障碍吗？如果有，是什么？

____

____

9. 你将如何应对这些阻碍康复的障碍，或可能经历的其他障碍？

____

____

10. 如果计划不够完善，你经历了复发，怎么做才能让你回到康复的轨道上？

____

____

11. 这个计划中有哪些部分你已经开始执行了？是什么？效果如何？

____

____

12. 既然你已经确定了计划，那么重要的是监控你在使用它时的成功情况，并根据需要纠正或补充。你将在什么时候、与谁一起定期检查进度？

姓名	**何时谈论进度**

治疗师概览

复 发 诱 因

练习目标

1. 提高对潜在复发诱因的认识。
2. 确定每种复发诱因的应对方法。
3. 接受对改变情绪的物质的无力感，以及对包含他人帮助的结构化康复计划的需求。
4. 获得必要的技能，以对所有改变情绪的物质保持长期节制。

本练习可能最适用的其他问题

- 无

与来访者一起完成练习的建议

尽管来访者可能能够识别出哪些人、地点、事物是最强烈的复发潜在诱因，但他们可能需要重要的指导来列出应对这些诱因的技能。在提供支持和额外指导之前，先让来访者努力确定这些应对技能。针对特定的触发情境，可能需要推荐多种应对技能。

练习 41.D

复发诱因

匿名戒酒互助会将那些可能导致复发的人、地点和事物称为“复发诱因”。因此，非常重要的是，你要尝试找出那些可能诱惑你重新使用物质的人或情境。确定物质使用的诱因是第一步，如果你想在未来尽量减少它们对你的影响，还必须确定一个应对这些诱因的计划。

1. 列出至少八个人、地点或者事物，这些都是你的经验告诉你的，它们会诱使你重新使用改变情绪的物质。考虑诸如朋友或同事、家庭成员、使用药物或酒精的地点、购买药物或酒精的场所、与使用药物或酒精有关的强烈情绪、与使用有关的娱乐活动、提供使用机会的经济状况，等等。

   A. ____________________
   ____

   B. ____________________
   ____

   C. ____________________
   ____

   D. ____________________
   ____

   E. ____________________
   ____

   F. ____________________
   ____

   G. ____________________
   ____

   H. ____________________
   ____

2. 考虑上面列出的每一个触发因素，写下你可以应对这种情境、人或情绪的积极方式，以避免再次使用物质。你可能需要向咨询师咨询应对技能，但也尝试自己想出一些。考虑诸如匿名戒酒互助会会议、与赞助人联系、冥想、积极的支持团体、积极的人际关系、一对一咨询、回避特定的朋友或地点、不要把钱放在自己手中、增加娱乐活动，等等。

A. ____________________

____

B. ____________________

____

C. ____________________

____

D. ____________________

____

E. ____________________

____

F. ____________________

____

G. ____________________

____

H. ____________________

____

3. 为了避免它们的强大影响，你需要警惕的三个最重要的诱因是什么？

A. ____________________

B. ____________________

C. ____________________

4. 你认为能帮助你保持节制的三个最重要的应对技能是什么？

A. ____________________

B. ____________________

C. ____________________

治疗师概览

物质滥用的消极影响和节制的积极影响

练习目标

1. 正视物质滥用的消极后果，打破否认和最小化的心理反应。
2. 认识到康复可能带来的积极结果，从而增加对节制的希望和动力。
3. 致力于促进节制的康复计划。
4. 建立和保持彻底的戒断，同时增加对疾病和康复过程的了解。

本练习可能最适用的其他问题

- 无

与来访者一起完成练习的建议

对依赖化学物质的来访者来说，突破否认是一项艰巨的任务。这项作业为来访者提供了一个评估物质使用对自己和他人生活的毁灭性影响的机会。如果最小化或否认阻碍了坦承物质滥用模式的消极后果，则可以使用面质。当来访者展现出诚实时，应该给予支持和鼓励。可能有必要向依赖化学物质的来访者提供帮助，使他们认识到节制对未来的积极影响，因为绝望和无助占据主导地位的情况并不罕见。

练习 41.E

物质滥用的消极影响和节制的积极影响

为了保持节制的生活，你需要摒除否认和最小化，承认物质使用对自己和他人生活的消极影响；相对的，接受节制会对你和他人的生活产生积极影响。这项作业给了你一个机会，可以诚实地评估物质使用史的消极后果，并设想节制将如何为你和他人带来积极的结果。

1. 列出至少八种物质使用对你生活产生消极影响的方式。考虑诸如健康、人际关系、自尊、就业、法律纠纷、财务、友谊、家庭关系、孩子等方面。

   A. ____

   ____

   B. ____

   ____

   C. ____

   ____

   D. ____

   ____

   E. ____

   ____

   F. ____

   ____

   G. ____

   ____

   H. ____

   ____

2. 列出至少八种你的物质使用对他人生活产生消极影响的方式。考虑朋友、家人、雇主、孩子、同事、邻居、咨询师、匿名戒酒互助会成员、赞助人等方面。（确保不仅说明谁受到了影响，还要说明他们是如何受到影响的。）

A. ______________________________

____

B. ______________________________

____

C. ______________________________

____

D. ______________________________

____

E. ______________________________

____

F. ______________________________

____

G. ______________________________

____

H. ______________________________

____

3. 列出至少八个节制对你生活的积极影响。参考第 1 条中回顾的相同方面。

A. ______________________________

____

B. ______________________________

____

C. ______________________________

____

D. ______________________________

____

E. ______________________________

____

F. ______________________________

____

G. ____________________

____

H. ____________________

____

4. 列出至少八种节制对他人生活产生积极影响的方式。参考第 2 条中回顾的人。

A. ____________________

____

B. ____________________

____

C. ____________________

____

D. ____________________

____

E. ____________________

____

F. ____________________

____

G. ____________________

____

H. ____________________

____

5. 列出物质使用对你生活的三个最重要的消极影响。从第 1 条的回答中选择。

A. ____________________

B. ____________________

C. ____________________

为什么你认为这些是最重要的?

____

____

6. 列出物质使用给他人带来的三个最重要的消极后果。从第 2 条的回答中选择。

A. ______________________________

B. ______________________________

C. ______________________________

为什么你认为这些是最重要的？

____

____

7. 列出节制在你个人生活中三个最重要的积极结果。从第 3 条的回答中选择。

A. ______________________________

B. ______________________________

C. ______________________________

为什么你认为这些是最重要的？

____

____

8. 列出节制对他人生活的三个最重要的积极影响。从第 4 条的回答中选择。

A. ______________________________

B. ______________________________

C. ______________________________

为什么你认为这些是最重要的？

____

____

9. 你能在生活中做些什么改变，来减少物质使用及其消极后果的可能性，同时增加保持节制及其积极结果的可能性？

____

____

____

42 自杀意念

扭曲和消极思维日记

练习目标

1. 确定自杀意念之前出现的相关生活事件。
2. 识别导致自杀冲动的扭曲认知和令人沮丧的想法。
3. 识别并替换那些导致绝望和无助感的消极思维模式。

本练习可能最适用的其他问题

- 边缘型人格障碍
- 抑郁——单相

与来访者一起完成练习的建议

在来访者完成日记、确定触发情境和导致自杀冲动的扭曲认知之后，最重要的是对思维偏差提出质疑。每一个功能失调的想法都必须被积极的、自我提升的想法所取代。你可能需要帮助来访者用更积极或基于现实的信息取代消极或令人沮丧的想法。为未来事件提供此练习中每日日记的复印件。

练习 42.A

扭曲和消极思维日记

当陷入抑郁和绝望之网时，你需要识别那些将你推向生命边缘的情境和想法。这个练习可以帮助你发现那些扭曲的、令人沮丧的想法以及引发这些想法的情境。同样，你要识别自己处境的积极方面以及那些支持和关心你的人，来获得对生活的看法。

1. 每天记录下触发自杀的情境和自我贬低、导致考虑自杀的消极想法。

事件一 日期： __________ __________	触发情境	
	令人沮丧的想法	

事件二 日期： __________ __________	触发情境	
	令人沮丧的想法	

事件____ 日期： __________ __________	触发情境	
	令人沮丧的想法	

事件____ 日期： __________ __________	触发情境	
	令人沮丧的想法	

事件____ 日期： __________ __________	触发情境	
	令人沮丧的想法	

2. 最常见的令人沮丧的想法是什么？

____

____

3. 在回顾了那些令人沮丧的想法之后，用更积极的或基于现实的自我对话来取代它们。

____

____

4. 什么情境给你带来了最大的冲突和绝望？

____

____

5. 你现在的生活中，哪些积极的方面能给你带来希望？

____

____

6. 你可以向哪些人寻求帮助和支持？

____

____

不自伤合约

练习目标

1. 确定一个行动计划，如果有自杀想法或自伤的冲动，就执行该计划。
2. 口头承诺，如果出现严重的自伤冲动，会联系治疗师或其他紧急求助热线。
3. 建立包含个人和机构的支持网络，当有自杀念头或自伤冲动时可以求助。
4. 重新建立对自我和未来的希望。

本练习可能最适用的其他问题

- 双相障碍——躁狂
- 抑郁——单相
- 性虐待受害者

与来访者一起完成练习的建议

在这项干预中，来访者必须签署一份正式的合约，根据该合约，他们同意在出现自杀想法或自伤冲动的情况下联系特定的个人或机构。合约会提醒来访者，如果他们产生自杀倾向，有一个可用的支持网络。此外，当来访者处于困境时，合约有助于提醒重要他人。首先，评估来访者的自杀风险，并确定是否需要住院治疗。如果住院治疗是必要的，合约并不能取代住院治疗。只有在来访者口头承诺不进行任何自伤行为，并同意在有自杀念头或冲动时通知他人之后，来访者、父母和治疗师才应该签署合约。来访者拒绝签署合约是一个强烈的信号，说明住院治疗是必要的，但是，愿意签字不应被解释为不需要住院以保护当事人免受自伤。获取重要机构或个人的电话号码，如危机热线或当地医院的急诊室，以防来访者将来产生自杀倾向。

练习 42.B

不自伤合约

这次干预是为了保证你的安全。你将要签署一份不伤害自己的合约，在该合约中你同意不以任何方式伤害自己，如果你有自杀的想法或者有伤害自己的冲动，你要通知相关机构或者对你很重要的人。通过签署合约，你意识到你的生命是重要的、你是一个有价值的人。合约还提醒你，当你感到悲伤或受伤时，你可以求助于其他人或相关机构。

1. 下面的自杀合约包括两项重要承诺。

   第一，你要保证不以任何方式伤害自己。

   第二，如果你将来有自杀的想法或冲动，合约要求你通知其他重要他人或机构。合约中包含重要个人或机构的姓名和电话号码，如果你有自杀的想法，可以向他们求助。把合约放在私密但容易拿到的地方，以便在需要时能迅速找到重要的电话号码。例如，放在桌子最上面的抽屉里，或者放在靠近电话的文件夹里。如果你有自杀的想法或想伤害自己的冲动，不要犹豫，联系合约上标明的个人或机构。

2. 签订合约后，参加咨询会谈。治疗师或咨询师可能会告诉你药物治疗的必要性。与治疗师仔细讨论这个选择，并随时提出任何问题。

   治疗或咨询可能是一项艰苦的工作，有时需要你接触痛苦的想法、感受或记忆。治疗师会探索导致你产生自杀念头或冲动的因素。通过识别这些因素，你可以找到更有效的方法来解决或处理你的问题。同样，治疗师可以帮助你找到建设性的方法来满足你的需求。虽然治疗或咨询可能是一项艰苦的工作，但希望最终你会从中变得更坚强。

练习 42.B

《不自伤合约》

我，__________（来访者姓名），同意我不会以任何方式损害或伤害自己。

我，__________（来访者姓名），还同意，如果我有自杀的想法或想伤害自己的冲动，我将成功地联系至少一个列出的机构或个人。

____
来访者签名

____
配偶 / 重要他人签名

____
父母或朋友签名

____
治疗师签名

个人或机构名称	电话号码
配偶：__________	手机 / 家：______ 工作：______
父母：__________	手机 / 家：______ 工作：______
朋友：__________	手机 / 家：______ 工作：______
治疗师（姓名）：__________	电话：__________
危机热线（名称）：__________	电话：__________
急诊室（医院名称）：__________	电话：__________
精神病医院：__________	电话：__________
重要他人 1：__________	电话：__________
重要他人 2：__________	电话：__________

治疗师概览

抵制自杀想法和感受的策略

练习目标

1. 当自杀冲动出现时，制定策略成功抵制伤害自己的冲动。
2. 当自杀想法和感受出现时，确定并表达生存理由。
3. 参与平静、安抚性的活动来缓解自杀冲动。
4. 缓解自杀风险。
5. 重新建立对自我和未来的希望。

本练习可能最适用的其他问题

- 双相障碍——抑郁
- 双相障碍——躁狂
- 边缘型人格障碍
- 抑郁——单相

与来访者一起完成练习的建议

这项任务采用了三种不同的策略，可以帮助来访者抵制自我伤害的冲动。来访者首先被要求思考活下去的具体理由。这个清单应该给来访者提供一种意义和目的感。接下来，来访者要确定一系列有助于克服自杀冲动的平静或安抚性活动。最后，来访者还要列出一个在遇到困难时可以求助的支持者的名单。这项作业可以在治疗期间完成。指导来访者将写有回答的表单放在家里一个容易拿到的地方，以便在出现自杀想法时查看。这个作业可以和本章的其他作业一起使用，以帮助确定一个自杀防护计划。如果这些策略对克服自杀冲动没有帮助，应强烈鼓励来访者联系治疗师、24 小时热线或其他支持性的家庭成员和朋友。

练习 42.C

抵制自杀想法和感受的策略

拥有生活的目标和意义能给人带来新的希望。在对抗抑郁和抵制伤害自己的冲动时，希望也可以成为一个强大的盟友。这个作业强调了三种不同的策略，当你产生自杀想法时，你可以用它们来抵制伤害自己的冲动。

1. 首先，你要思考活下去的理由。你可以独自完成，也可以在另一个支持你的人的帮助下完成。在花一些时间思考之后，请列出你活下去的理由。（如需更多空间，请在本页背面添加更多理由。）

   A. ______________________________

   B. ______________________________

   C. ______________________________

2. 其次，你要列出一份清单，确定当感到心烦意乱或极度沮丧时，可以做些什么来安抚自己。当有自杀倾向时，你能做些什么来让自己平静或安抚自己？（如需更多空间，请在本页背面添加更多活动。）

   A. ______________________________

   B. ______________________________

   C. ______________________________

3. 通常，当你心烦意乱或沮丧时，与一个支持或理解你的人交谈会有所帮助。当感到沮丧或有压力时，你可以向谁求助？请列出至少五个人及其电话号码。

   姓名：______________ 电话：______________

   姓名：______________ 电话：______________

   姓名：______________ 电话：______________

   姓名：______________ 电话：______________

   姓名：______________ 电话：______________

请把这张表放在家里一个容易拿到的地方，这样当自杀的想法和感受出现时，你可以回顾生存理由、安抚性的活动和支持你的人。

治疗师概览

自杀的后果

练习目标

1. 确定自杀可能对家庭成员和重要他人造成的毁灭性影响。
2. 找出隐藏在自杀冲动和自我毁灭行为之下的、未被满足的需求。
3. 重新建立对自我和未来的希望。
4. 确定一个支持性的人际网络，当出现自杀想法或伤害自己的冲动时，可以向他们求助。

本练习可能最适用的其他问题

- 抑郁——单相

与来访者一起完成练习的建议

在这项练习中，来访者要确定结束自己生命的决定对家庭成员和其他重要他人的影响。对这些问题的回答有助于深入了解导致自杀想法或冲动出现的因素。更具体地说，这些回应可能揭示了来访者未被满足的需求、内部冲突或隐藏在自杀冲动之下的幻想。强烈建议在治疗期间完成这项任务。如果认为有必要，治疗师应准备好转介来访者接受住院治疗。如果来访者的自杀风险没有到需要住院治疗的程度，我们鼓励治疗师订立自杀预防合约，安排重要他人 24 小时监督，和 / 或提供机构或个人的电话号码（例如，危机热线），以预防来访者将来可能产生的自杀倾向。

练习 42.D

自杀的后果

那些有过自杀念头的人常常想知道，如果他们结束自己的生命，会发生什么。有时，人们会做白日梦，或幻想如果选择结束自己的生命，其他人会做何反应。这个练习着眼于结束自己生命的决定对他人的影响。请回答以下问题。

1. 如果你结束了自己的生命，会给他人带来什么问题？

____

____

2. 你自杀的决定会对身边的人产生什么影响？

配偶 / 伴侣：

____

____

孩子：

____

____

母亲：

____

____

父亲：

____

____

兄弟姐妹：

____

____

祖父母：

____

____

其他重要家庭成员（请提供姓名）：

____

____

朋友：

____

____

敌人：

____

____

3. 如果你选择结束自己的生命，你的精神信念认为会发生什么？

____

____

4. 如果选择结束自己的生命，人们在你的葬礼上会怎么说你？

____

____

5. 你希望人们在你的葬礼上怎么说你？

____

____

6. 关于为什么想死去，你想告诉他人什么？

____

____

7. 你可以向谁寻求情感支持，来处理你的问题和痛苦的情绪？

____

____

8. 他人能说些什么，来帮助你在情绪上更坚强、更少抑郁？

____

____

9. 他人能做些什么，来帮助你在情绪上更坚强、更少抑郁？

____

____

10. 你能做些什么，来帮助自己对未来更有希望？

____

____

11. 请评估自杀冲动的强度。

1	2	3	4	5
没有冲动				无法控制的冲动

43　A 型行为

治疗师概览

发展非竞争性的价值观

练习目标

1. 接受生活会因为过于重视欲望、成就和竞争而失衡。
2. 重新对价值观排序，减少对成就的追求，更多地追求放松以及建立人际关系。
3. 列出并承诺参与非竞争性的活动。
4. 在日常生活中实现工作 / 竞争与社交 / 非竞争之间的平衡。

本练习可能最适用的其他问题

- 生命阶段问题
- 精神性困惑

与来访者一起完成练习的建议

本练习会帮助来访者澄清价值观，并专注于参加那些能体现新的优先价值的活动。来访者必须负责地贯彻执行这些计划好的活动，因为他们会倾向于逃避。回顾来访者写下的活动清单，并推荐一些活动，帮助他们培养一种更放松，更具精神性、关系性且更内在的关注。

练习 43.A

发展非竞争性的价值观

一个持续受到欲望驱使并且一心想要领先、不计一切代价获胜、主导所有社交和工作情境的人已经失去了平衡。这个人典型的表现是对他人没有耐心、不能静坐和放松。如果想要实现平衡，需要减少对自己的关注、更多地关注他人、减少与他人的竞争和对他人的不耐烦、更注重培养和珍视与他人的友谊。使用本练习反思能够重新取得生活平衡的方式，并减少“不停地想要实现更多”的冲动。

1. 人际关系：列出生活中对你重要的人际关系。在每个人名的旁边，写下一项你可以和这个人一起参与的活动，来培养并加强这段关系的亲密性。

姓名	活动
A. ________________	________________________
	________________________
B. ________________	________________________
	________________________
C. ________________	________________________
	________________________
D. ________________	________________________
	________________________

2. 娱乐：列出能让你放松、愉快、精神平静的娱乐活动。写下一个开始这项活动的日期。

活动	日期
A. ________________________	________________
________________________	
B. ________________________	________________
________________________	
C. ________________________	________________
________________________	

3. 精神成长：列出你能参与的、促进性格中精神层面发展的活动。写下一个开始这项活动的日期。

活动	日期
A. ____________________	__________
B. ____________________	__________
C. ____________________	__________

4. 内省和审美：列出你能参与的活动，这些活动能够发展你的内省、放松和享受生活的艺术的能力。写下一个开始这项活动的日期。

活动	日期
A. ____________________	__________
B. ____________________	__________
C. ____________________	__________

5. 为他人付出：列出你能参与的、为他人服务的活动。写下一个开始这项活动的日期。

活动	日期
A. ____________________	__________
B. ____________________	__________
C. ____________________	__________

44 职业压力

治疗师概览

职业行动计划

练习目标

1. 克服无助、焦虑和怨恨的束缚感。
2. 识别并替换会增加压力的消极、扭曲的认知信息。
3. 列出为减轻职业压力而采取的积极措施。
4. 以合理的乐观、积极的态度追求就业。

本练习可能最适用的其他问题

- 经济压力

与来访者一起完成练习的建议

经历过与就业相关的失败、拒绝、对抗或冲突的来访者，很容易因恐惧和无助而无法行动。无论来访者是否处于失业风险中、已被解雇或与工作中的人员存在冲突，来访者都需要承担采取建设性行动改善情况的责任。你可能需要帮助来访者识别和替换练习 44.A 的第 2 条（“识别自我贬低的信息”）中自我贬低的认知。让来访者承担责任，并强化采取的行动，以执行第 3 条（“替换自我贬低的信息”）中的积极步骤。

练习 44.A

职业行动计划

一个人被职业压力压得喘不过气来，产生一种绝望和无助的感觉，这是很常见的。你可能会觉得你无法控制自己的处境，而是其他人在操纵一切。但你必须重新找回控制那些你可以和应该控制的事情的感觉。你必须确定一个行动计划，积极应对你的情况，而不是被周围的事件所束缚。其他人可能已经做出了直接影响你的决定并采取了行动，但你不必被动回应。你可以选择如何果断和建设性地回应，以减少冲突和 / 或开辟新的探索途径。

1. 资源人员：列出三个你可以依靠的人，他们通过提供支持和建设性的行动建议来帮助你度过压力时期。

   A. ____________________

   B. ____________________

   C. ____________________

2. 识别自我贬低的信息：首先，列出那些让你对职业状况感到绝望、焦虑和无助的，消极、悲观、自我贬低、扭曲的想法（例如，“我做什么都无济于事”“我所做的一切都失败了”“我只会再次被拒绝”）。

   A. ____________________
   ____

   B. ____________________
   ____

   C. ____________________
   ____

   D. ____________________
   ____

   E. ____________________
   ____

3. 替换自我贬低的信息：现在挑战这些充满你头脑并导致你生气、沮丧、担心或动弹不得的消极想法。用一个更现实、更有活力的想法代替每一个想法，这样你可以采取建设性的行动来改善处境（例如，“我可以选择做些什么来改善现状”“我需要再次尝试实现改变”“有些人确实相信我，所以我可以冒险接触他们”）。

A. ____________________

____

B. ____________________

____

C. ____________________

____

D. ____________________

____

E. ____________________

____

4. 积极的步骤：写下你将采取的五个改善处境并减少职业压力的行动。

A. ____________________

____

B. ____________________

____

C. ____________________

____

D. ____________________

____

E. ____________________

____

附录
每章问题的替代练习

1 愤怒控制问题

2	反社会行为	我是如何伤害他人的？
2	反社会行为	道歉信
2	反社会行为	三件善行
4	注意缺陷多动障碍——成人	问题解决：冲动行为的替代方案
7	边缘型人格障碍	行动前计划
16	家庭冲突	将问题解决应用于人际冲突
22	法律纠纷	接受违法行为的责任
22	法律纠纷	错误思维导致错误行为
23	孤独	让无用的想法离开
31	养育	养育的两面（为人子女和为人父母）
31	养育	在养育中使用强化原则
38	社交焦虑	变得自信

2 反社会行为

1	愤怒控制问题	破坏性愤怒的替代方案
1	愤怒控制问题	愤怒日记
1	愤怒控制问题	坚定的愤怒沟通
4	注意缺陷多动障碍——成人	自我监督 / 自我奖励项目

13	分离障碍	描述创伤
16	家庭冲突	将问题解决应用于人际冲突
22	法律纠纷	接受违法行为的责任
22	法律纠纷	错误思维导致错误行为
28	阿片类物质使用障碍	探讨改变动机

3 焦虑

7	边缘型人格障碍	记录并替换自我贬低的想法
8	童年创伤	深呼吸练习
12	抑郁——单相	消极想法触发消极情绪
12	抑郁——单相	积极的自我对话
23	孤独	正念练习
23	孤独	让无用的想法离开
24	低自尊	用积极信息取代恐惧
27	强迫及相关障碍	打断强迫思维 / 强迫行为
27	强迫及相关障碍	利用想法暂停技术
29	惊恐障碍 / 广场恐惧症	应对卡片
29	惊恐障碍 / 广场恐惧症	管理我的惊恐发作经历
33	恐惧症	减少恐惧的四种方法
37	睡眠失调	睡眠模式记录
39	躯体症状 / 疾病焦虑	控制对躯体问题的关注
40	精神性困惑	精神性发展问卷

4 注意缺陷多动障碍——成人

1	愤怒控制问题	破坏性愤怒的替代方案
2	反社会行为	三件善行
6	双相障碍——躁狂	认识冲动行为的负面后果
6	双相障碍——躁狂	为什么我不喜欢吃药？
7	边缘型人格障碍	行动前计划
10	认知受损	记忆辅助——个人信息组织

10	认知受损	记忆增强技巧
20	冲动控制障碍	冲动行为日记

5 双相障碍——抑郁

4	注意缺陷多动障碍——成人	自我监督 / 自我奖励项目
6	双相障碍——躁狂	保持日常节奏
6	双相障碍——躁狂	我的优点是什么？
6	双相障碍——躁狂	为什么我不喜欢吃药？
42	自杀意念	抵制自杀想法和感受的策略

6 双相障碍——躁狂

1	愤怒控制问题	坚定的愤怒沟通
4	注意缺陷多动障碍——成人	问题解决：冲动行为的替代方案
4	注意缺陷多动障碍——成人	自我监督 / 自我奖励项目
5	双相障碍——抑郁	抑郁的早期预警信号
7	边缘型人格障碍	行动前计划
20	冲动控制障碍	冲动行为日记
24	低自尊	承认我的优势
26	医疗问题	疾病的影响
35	精神质	你听到和看到了什么？
37	睡眠失调	睡眠模式记录
42	自杀意念	不自伤合约
42	自杀意念	抵制自杀想法和感受的策略

7 边缘型人格障碍

1	愤怒控制问题	破坏性愤怒的替代方案
1	愤怒控制问题	愤怒日记
6	双相障碍——躁狂	保持日常节奏
6	双相障碍——躁狂	认识冲动行为的负面后果
11	依赖	满足未满足的情感需求

13	分离障碍	描述创伤
20	冲动控制障碍	冲动行为日记
23	孤独	正念练习
42	自杀意念	扭曲和消极思维日记
42	自杀意念	抵制自杀想法和感受的策略

8　童年创伤

5	双相障碍——抑郁	识别和处理诱因
13	分离障碍	描述创伤
31	养育	养育的两面（为人子女和为人父母）
33	恐惧症	逐步降低恐惧症的恐惧
34	创伤后应激障碍	创伤如何影响我？
34	创伤后应激障碍	分享痛苦记忆

9　慢性疼痛

23	孤独	识别我的价值
28	阿片类物质使用障碍	带着慢性疼痛好好生活
32	生命阶段问题	我和我的生活有什么好？
39	躯体症状 / 疾病焦虑	控制对躯体问题的关注

10　认知受损

13	分离障碍	保持聚焦当下的现实

11　依赖

3	焦虑	分析恐惧事件的概率
21	亲密关系冲突	我们如何满足彼此的需要和愿望？
23	孤独	识别我的价值
24	低自尊	用积极信息取代恐惧
32	生命阶段问题	我和我的生活有什么好？
38	社交焦虑	变得自信

12 抑郁——单相

3	焦虑	分析恐惧事件的概率
3	焦虑	担忧时间
4	注意缺陷多动障碍——成人	自我监督 / 自我奖励项目
5	双相障碍——抑郁	抑郁的早期预警信号
6	双相障碍——躁狂	保持日常节奏
6	双相障碍——躁狂	我的优点是什么?
6	双相障碍——躁狂	为什么我不喜欢吃药?
7	边缘型人格障碍	记录并替换自我贬低的想法
10	认知受损	记忆辅助——个人信息组织
11	依赖	自己做决定
11	依赖	满足未满足的情感需求
19	哀伤 / 未解决的丧失	创作一幅纪念拼贴画
19	哀伤 / 未解决的丧失	亲爱的______：给失去的爱人的一封信
23	孤独	识别我的价值
23	孤独	正念练习
23	孤独	让无用的想法离开
24	低自尊	承认我的优势
24	低自尊	用积极信息取代恐惧
27	强迫及相关障碍	打断强迫思维 / 强迫行为
28	阿片类物质使用障碍	识别思维和情绪
32	生命阶段问题	我的生活需要改变什么?
32	生命阶段问题	我和我的生活有什么好?
35	精神质	你听到和看到了什么?
37	睡眠失调	睡眠模式记录
38	社交焦虑	恢复社交舒适感
40	精神性困惑	我的精神性历史
40	精神性困惑	精神性发展问卷
42	自杀意念	扭曲和消极思维日记
42	自杀意念	不自伤合约

42	自杀意念	抵制自杀想法和感受的策略
42	自杀意念	自杀的后果

13 分离障碍

10	认知受损	记忆辅助——个人信息组织
23	孤独	正念练习
36	性虐待受害者	致施虐者的谴责信和宽恕信
36	性虐待受害者	描绘虐待发生的地方

14 进食障碍与肥胖

12	抑郁——单相	消极想法触发消极情绪
17	女性性功能障碍	研究你的身体：穿着和不穿着
27	强迫及相关障碍	利用想法暂停技术
27	强迫及相关障碍	降低强迫行为的强度
28	阿片类物质使用障碍	探讨改变动机

15 教育缺损

10	认知受损	记忆增强技巧

16 家庭冲突

1	愤怒控制问题	破坏性愤怒的替代方案
1	愤怒控制问题	愤怒日记
1	愤怒控制问题	坚定的愤怒沟通
2	反社会行为	道歉信
12	抑郁——单相	确定和安排愉快的活动
18	经济压力	预算计划
31	养育	学习像团队一样做父母
31	养育	在养育中使用强化原则

17 女性性功能障碍

21	亲密关系冲突	我们如何满足彼此的需要和愿望?

21	亲密关系冲突	对关系的积极和消极贡献：我的和你的
23	孤独	正念练习
25	男性性功能障碍	记录对非需求的性愉悦的反应（感官专注）

18 经济压力

15	教育缺损	我的学习和职业优势
15	教育缺损	教育的优势
20	冲动控制障碍	冲动行为日记
44	职业压力	职业行动计划

19 哀伤 / 未解决的丧失

5	双相障碍——抑郁	抑郁的早期预警信号
11	依赖	自己做决定
11	依赖	满足未满足的情感需求
12	抑郁——单相	消极想法触发消极情绪
12	抑郁——单相	积极的自我对话
23	孤独	识别我的价值
40	精神性困惑	精神性发展问卷

20 冲动控制障碍

1	愤怒控制问题	坚定的愤怒沟通
2	反社会行为	三件善行
3	焦虑	过去成功的焦虑应对
4	注意缺陷多动障碍——成人	问题解决：冲动行为的替代方案
4	注意缺陷多动障碍——成人	自我监督 / 自我奖励项目
6	双相障碍——躁狂	认识冲动行为的负面后果
22	法律纠纷	接受违法行为的责任
28	阿片类物质使用障碍	识别思维和情绪

21 亲密关系冲突

2	反社会行为	道歉信
11	依赖	满足未满足的情感需求
12	抑郁——单相	确定和安排愉快的活动
12	抑郁——单相	消极想法触发消极情绪
16	家庭冲突	将问题解决应用于人际冲突
17	女性性功能障碍	影响消极性态度的因素
19	哀伤 / 未解决的丧失	创作一幅纪念拼贴画
19	哀伤 / 未解决的丧失	亲爱的______：给失去的爱人的一封信
28	阿片类物质使用障碍	探讨改变动机
30	偏执观念	对照现实检查怀疑
31	养育	在养育中使用强化原则

22 法律纠纷

2	反社会行为	我是如何伤害他人的？
2	反社会行为	道歉信
2	反社会行为	三件善行
20	冲动控制障碍	冲动行为日记

23 孤独

6	双相障碍——躁狂	保持日常节奏
12	抑郁——单相	确定和安排愉快的活动
28	阿片类物质使用障碍	探讨改变动机
32	生命阶段问题	我的生活需要改变什么？
32	生命阶段问题	我和我的生活有什么好？
38	社交焦虑	变得自信
38	社交焦虑	恢复社交舒适感

24 低自尊

3	焦虑	分析恐惧事件的概率

25 男性性功能障碍

26 医疗问题

27 强迫及相关障碍

3	焦虑	过去成功的焦虑应对
3	焦虑	担忧时间
28	阿片类物质使用障碍	识别思维和情绪
39	躯体症状 / 疾病焦虑	控制对躯体问题的关注
40	精神性困惑	我的精神性历史

28 阿片类物质使用障碍

2	反社会行为	我是如何伤害他人的?
2	反社会行为	道歉信
6	双相障碍——躁狂	认识冲动行为的负面后果
6	双相障碍——躁狂	我的优点是什么?
12	抑郁——单相	确定和安排愉快的活动
15	教育缺损	教育的优势
20	冲动控制障碍	冲动行为日记
27	强迫及相关障碍	降低强迫行为的强度
31	养育	养育的两面(为人子女和为人父母)
38	社交焦虑	变得自信
40	精神性困惑	我的精神性历史
40	精神性困惑	精神性发展问卷

29 惊恐障碍 / 广场恐惧症

3	焦虑	过去成功的焦虑应对
3	焦虑	担忧时间
12	抑郁——单相	消极想法触发消极情绪
24	低自尊	用积极信息取代恐惧
33	恐惧症	减少恐惧的四种方法
38	社交焦虑	恢复社交舒适感

30 偏执观念

6	双相障碍——躁狂	为什么我不喜欢吃药?

12	抑郁——单相	消极想法触发消极情绪
23	孤独	让无用的想法离开
35	精神质	你听到和看到了什么？

31 养育

16	家庭冲突	结构化养育计划

32 生命阶段问题

3	焦虑	过去成功的焦虑应对
9	慢性疼痛	疼痛和压力日记
10	认知受损	记忆辅助——个人信息组织
15	教育缺损	我的学习和职业优势
16	家庭冲突	将问题解决应用于人际冲突
18	经济压力	预算计划
19	哀伤 / 未解决的丧失	亲爱的______：给失去的爱人的一封信
23	孤独	识别我的价值
28	阿片类物质使用障碍	探讨改变动机
43	A 型行为	发展非竞争性的价值观

33 恐惧症

3	焦虑	分析恐惧事件的概率
3	焦虑	过去成功的焦虑应对
3	焦虑	担忧时间
8	童年创伤	深呼吸练习
28	阿片类物质使用障碍	识别思维和情绪
29	惊恐障碍 / 广场恐惧症	应对卡片
29	惊恐障碍 / 广场恐惧症	管理我的惊恐发作经历

34 创伤后应激障碍

1	愤怒控制问题	破坏性愤怒的替代方案

1	愤怒控制问题	愤怒日记
5	双相障碍——抑郁	识别和处理诱因
8	童年创伤	从受害者变为幸存者
8	童年创伤	深呼吸练习
8	童年创伤	感受和宽恕信
13	分离障碍	描述创伤
13	分离障碍	保持聚焦当下的现实
23	孤独	正念练习
31	养育	养育的两面（为人子女和为人父母）
33	恐惧症	逐步降低恐惧症的恐惧
36	性虐待受害者	描绘虐待发生的地方

35 精神质

6	双相障碍——躁狂	为什么我不喜欢吃药?
10	认知受损	记忆辅助——个人信息组织
13	分离障碍	保持聚焦当下的现实
23	孤独	让无用的想法离开
26	医疗问题	我对医学治疗的感受
26	医疗问题	疾病的影响
30	偏执观念	对照现实检查怀疑

36 性虐待受害者

5	双相障碍——抑郁	识别和处理诱因
6	双相障碍——躁狂	我的优点是什么?
8	童年创伤	从受害者变为幸存者
8	童年创伤	深呼吸练习
8	童年创伤	感受和宽恕信
13	分离障碍	描述创伤
13	分离障碍	保持聚焦当下的现实
23	孤独	正念练习

37 睡眠失调

38 社交焦虑

39 躯体症状 / 疾病焦虑

28	阿片类药物使用障碍	带着慢性疼痛好好生活

40　精神性困惑

43	A 型行为	发展非竞争性的价值观

41　物质使用

2	反社会行为	我是如何伤害他人的？
2	反社会行为	道歉信
6	双相障碍——躁狂	认识冲动行为的负面后果
6	双相障碍——躁狂	我的优点是什么？
15	教育缺损	教育的优势
20	冲动控制障碍	冲动行为日记
23	孤独	识别我的价值
27	强迫及相关障碍	降低强迫行为的强度
28	阿片类物质使用障碍	探讨改变动机
31	养育	养育的两面（为人子女和为人父母）
37	睡眠失调	睡眠模式记录
38	社交焦虑	变得自信
40	精神性困惑	我的精神性历史
40	精神性困惑	精神性发展问卷

42　自杀意念

3	焦虑	分析恐惧事件的概率
3	焦虑	过去成功的焦虑应对
7	边缘型人格障碍	记录并替换自我贬低的想法
11	依赖	满足未满足的情感需求
12	抑郁——单相	消极想法触发消极情绪
12	抑郁——单相	积极的自我对话
23	孤独	识别我的价值
24	低自尊	承认我的优势

24	低自尊	用积极信息取代恐惧
28	阿片类物质使用障碍	识别思维和情绪
32	生命阶段问题	我的生活需要改变什么？
32	生命阶段问题	我和我的生活有什么好？
40	精神性困惑	我的精神性历史

43 A 型行为

2	反社会行为	三件善行
7	边缘型人格障碍	行动前计划
12	抑郁——单相	确定和安排愉快的活动
20	冲动控制障碍	冲动行为日记
23	孤独	识别我的价值
28	阿片类物质使用障碍	识别思维和情绪

44 职业压力

15	教育缺损	我的学习和职业优势
15	教育缺损	教育的优势
16	家庭冲突	将问题解决应用于人际冲突
19	哀伤 / 未解决的丧失	亲爱的______：给失去的爱人的一封信
23	孤独	让无用的想法离开
28	阿片类物质使用障碍	识别思维和情绪